青春文庫

1分で体と心がラクになる
指ヨガ呼吸法

龍村　修

青春出版社

はじめに――試して実感！「息を吐く」からもっと、早く、深く効く

「指ヨガ呼吸法」は、いつでもどこでもできて全身がラクになる、手軽でよく効く健康法です。誰でもできる簡単なものばかりですが、そこにはよりよく生きるためのヨガの知恵が凝縮されています。

指や手に働きかけるというと、「指体操」や「ツボ押し」を思い浮かべる人が多いかもしれません。しかし、「指ヨガ呼吸法」は、それらとは大きく異なります。

ひとつは、私が長年ヨガを実践してきたなかで見えてきた、体の部分と部分の相互関係に基づき、手を刺激することで全身の不調改善に役立つこと。もうひとつは、呼吸法と組み合わせることで、より大きな効果を出せることです。

疲れ目、首や肩のこり、腰痛といった体の不調から、不眠やイライラ、集中力低下といった心の悩みにまで、すばらしい効き目を発揮します。

では、単に指を動かす「指体操」と、息を吐きながらおこなう「指ヨガ呼吸法」は、どう違うのか？　まずは手を動かしてみて、その違いを体感してみましょう。

★体感しよう！「指体操」と「指ヨガ呼吸法」の違い①★

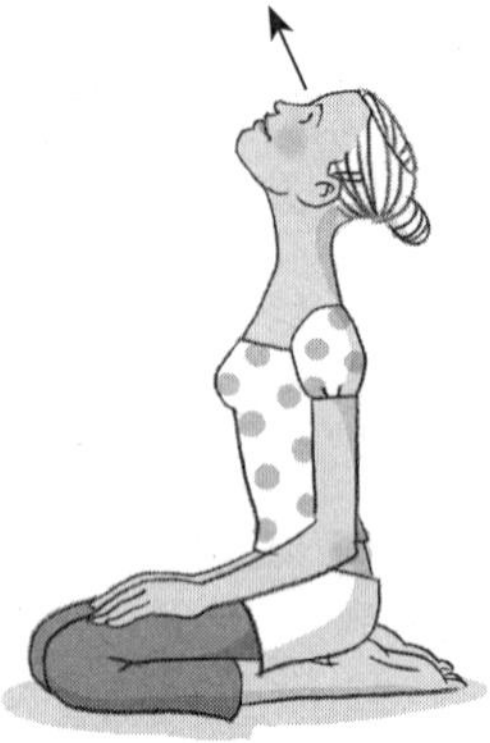

1 やる前の状態をチェック！

正面を向き、首をゆっくりと後ろに反らします。
そのとき天井がどのあたりまで見えたかを覚えておきましょう。

2 指体操をおこなう

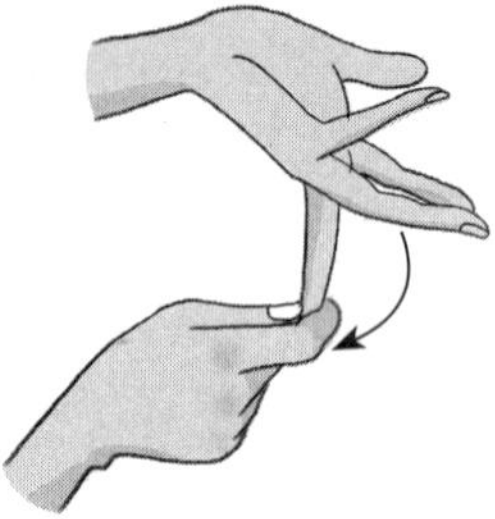

呼吸法なし

息を止めた状態で

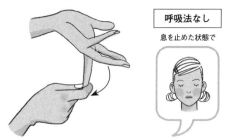

息を止めた状態で、左手の中指を手の甲側に反らします。右手も同様に反らします。

3 指体操後の状態をチェック！

1と同じように、首をゆっくりと後ろに反らします。
前よりも、首が反りやすくなり、天井が後方まで見えるようになっていませんか？

4 指ヨガ呼吸法をおこなう

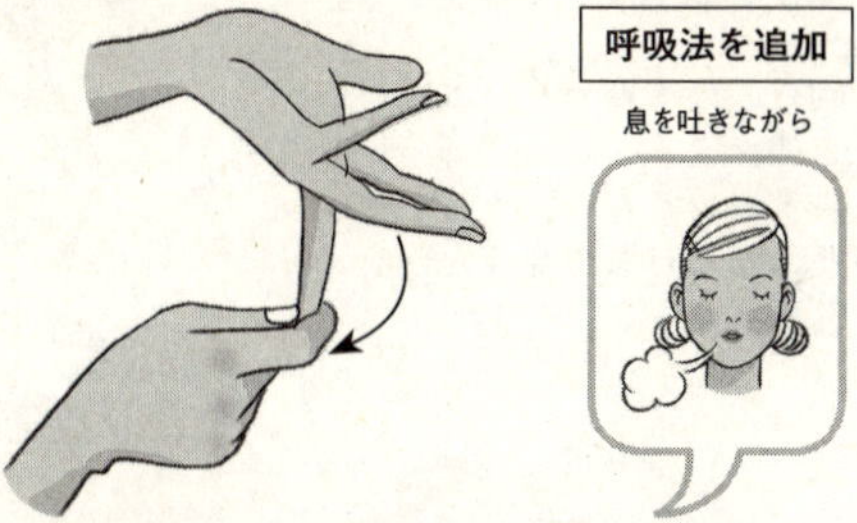

口から息を吐きながら、左手の中指を手の甲側に反らします。
右手も同様に反らします。

5 指ヨガ呼吸法後の状態をチェック！

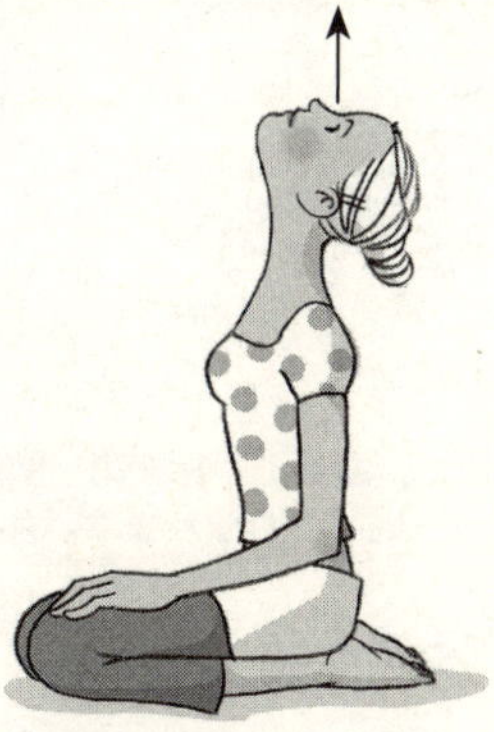

もう一度、首を後ろに反らしてみてください。
3のときよりもさらに首が反りやすくなっていませんか？

★体感しよう！「指体操」と「指ヨガ呼吸法」の違い②★

1 やる前の状態をチェック！

正面を向き、首をゆっくりと横に反らします。

左右それぞれおこない、そのとき部屋がどのあたりまで見えたかを覚えておきましょう。

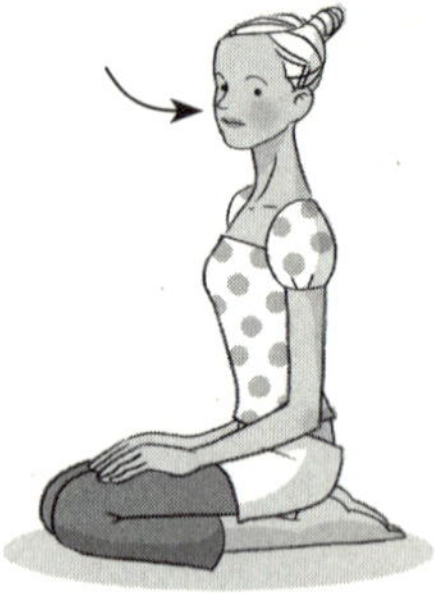

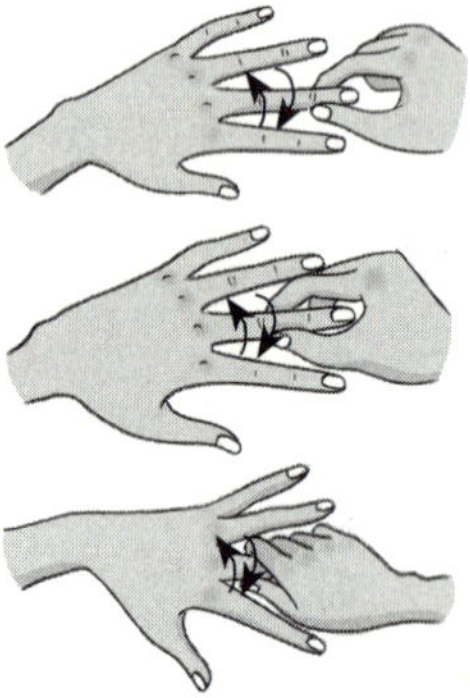

呼吸法なし

息を止めた状態で

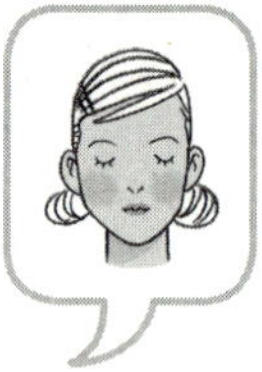

2 指体操をおこなう

息を止めた状態で、左手の中指を第一関節、第二関節、付け根の順に、左右に10回ずつねじります。右手も同様にねじります。

3 指体操後の状態をチェック！

1と同じように、首をゆっくりと横にそらします。
手を動かす前よりも、首がまわりやすくなり、視野が広がっていませんか？

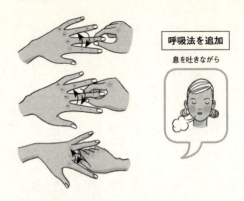

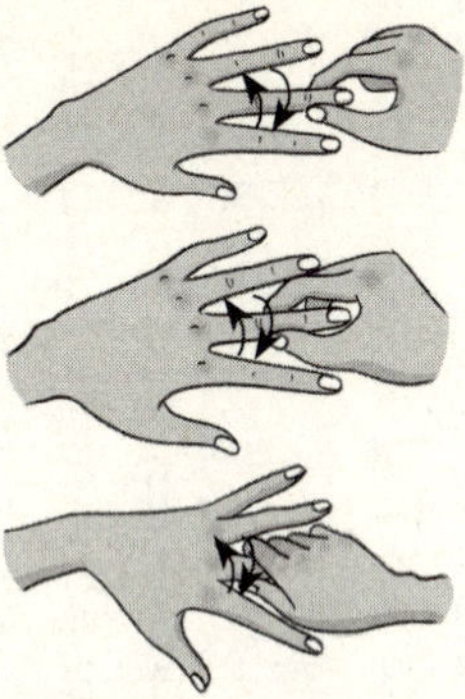

呼吸法を追加

息を吐きながら

4　指ヨガ呼吸法をおこなう

口から息を吐きながら、左手の中指を第一関節、第二関節、付け根の順に、左右に10回ずつねじります。右手も同様にねじります。

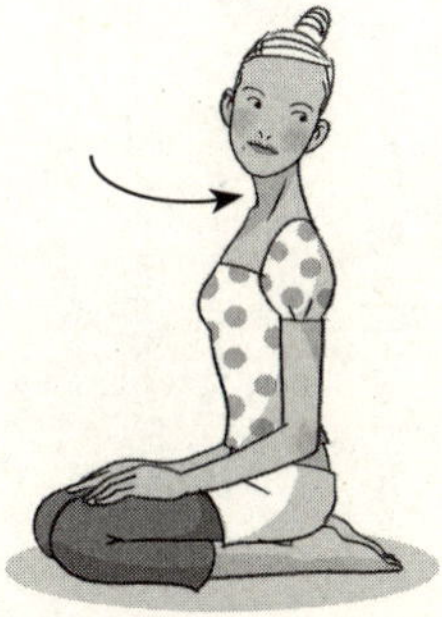

5　指ヨガ呼吸法後の状態をチェック！

もう一度、首を横に反らしてみてください。
3のときよりもさらに首がまわりやすくなっていませんか？

「指ヨガ呼吸法」を試してみていかがでしたか？　これを試してもらうと、ほとんどの人が、単に指を動かしたときよりも、より効果を実感して驚きの声をあげます。でも、こうした効果は「指ヨガ呼吸法」のほんの一端にすぎません。

本書ではまず、「指ヨガ呼吸法」のさまざまな効果について解説していきます。そのうえで、呼吸法、体の不調を改善する指ヨガ、心の不調に効く指ヨガのやり方を紹介していきます。

また、「体の部分と部分の相互関係」という点では、指と全身だけでなく、眼と全身、耳と全身も深い関係があります。そこで指ヨガに加え、不調改善に役立つ「眼ヨガ」「耳ヨガ」もあわせてお教えしていきます。

いずれの方法も、仕事や家事の合間、ちょっとした待ち時間、入浴中といった隙間時間にできるものばかり。スポーツジムやマッサージに行くとなると時間を多くとられますが、「指ヨガ呼吸法」なら1分で効果を得ることができます。もちろん、お金もかかりません。

心と体の健康のために、ぜひ毎日の生活のなかで「指ヨガ呼吸法」を活用していただければ、こんなにうれしいことはありません。

『1分で体と心がラクになる 指ヨガ呼吸法』目次

1章 「手」と「呼吸」には体と心を変える力がある

2章

いつでもどこでもできる！ 基本の「指ヨガ」と「呼吸法」

3章 体がラクになる！〈症状別〉指ヨガ呼吸法

4章 心の疲れがとれる！〈悩み別〉指ヨガ呼吸法

5章 「指ヨガ呼吸法」で生き方が、人生が変わる

カバー・本文イラスト　岡本典子
ＤＴＰ　ハッシィ

本書の使い方

「指ヨガ呼吸法」は、手の動きに呼吸法を組み合わせておこないます。そのため、本書では、

息を吸うタイミング

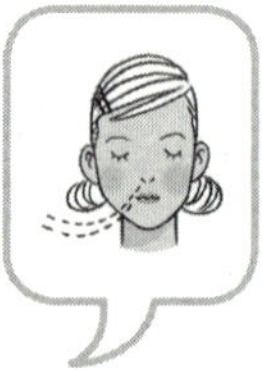

息を吐くタイミング

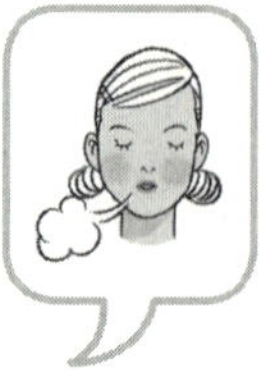

についても紹介しています。

それぞれのタイミングについては、指ヨガのやり方を解説したイラストの横にある呼吸法の図を確認してください。

基本は手を刺激しながら息を吐きます。

それぞれの動作の合間に息を吸うようにしてください。

〈注意点〉

指ヨガをおこなう際はけっして無理をしないでください。またケガや痛みのある場所は避けてください。

自分が気持ちいいと感じるくらいの強さ、回数でおこなうようにしましょう。

1章

「手」と「呼吸」には
体と心を変える力がある

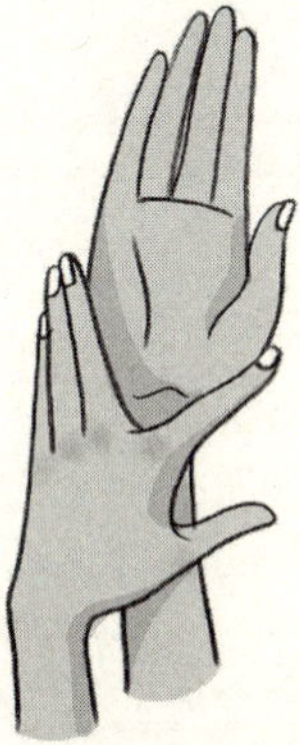

ヨガ初心者でも手軽にできる「指ヨガ呼吸法」

20代でヨガに出会って以来、私は45年以上にわたりヨガを実践してきました。そして、ヨガの効果をもっと手軽に得られないかという発想で考案したのが、本書で紹介する「指ヨガ呼吸法」です。

◎いつでも、どこでもできる！
◎体が硬い人、ヨガ初心者でもできる！
◎人にやってもらわなくても自分一人でできる！

とまさにいいことづくめの健康法。手の刺激と呼吸法をおこなうだけの大変シンプルなものですが、体はもちろん、心、そして脳にも大きな影響を与えます。

手というのは、単なる体のパーツではありません。のちほど詳しく述べますが、「手は心の窓」、また「露出した脳」であり、脳の状態が手にあらわれるのです。

さらに、アジアの伝統医学においては、「手は全身の縮図」といわれています。手のツボを押すことで、手とはまるで関係のない首のこりがおさまったり、腰痛がやわらいだりすることを経験した方も多いでしょう。手をうまく刺激することで、心の健康を保つだけでなく、体全体の健康を維持することも可能なのです。

私の教室においても、「指ヨガ呼吸法」によって肩こり、腰痛、四十肩が治ったという例は枚挙にいとまがありません。高血圧、低血圧、偏頭痛、不安、不眠などにも高い効果を見せています。

このようなことからも、手と全身、手と脳がいかに密接に結び付いているのかがよくわかると思います。

シンプルなのによく効く！　驚きの効果の数々

「指ヨガ呼吸法」は大変手軽な方法ではありますが、その効果は測り知れないものがあります。

たとえば、「指ヨガ呼吸法」を1カ月続けただけで、メロン大の子宮筋腫が小さくなって、ほぼ平らになったという女性。彼女は同時に、ひどい便秘もかなり改善したのです。

これは、にわかには信じられないかもしれませんが、事実です。正直いって、私もこんなことがあるのかと驚きました。

じつは、子宮筋腫という病気の原因には、精神的なストレスが大きく影響するといわれています。そのように考えると、「指ヨガ呼吸法」によるリラクゼーション効果によって、精神が安定して子宮筋腫が小さくなったのかもしれません。

もちろん、どんな子宮筋腫も「指ヨガ呼吸法」で治るなどとはいいませんが、試してみる価値はあると思います。そもそも、薬と違って副作用はありませんし、体や脳にプラスになる点はあるはずです。時間があるときに少なくとも1日に3回、これから紹介する「指ヨガ呼吸法」をやってみることをおすすめします。

また、交通事故で土手から川原に落ちて、ムチウチ症状で悩んでいた女性は、「指ヨガ呼吸法」で劇的に首の調子を取り戻しました。

事故の後遺症のため激しいヨガの動きができない人に「指ヨガ呼吸法」の指導をしたところ、視力も回復して、以前は読めなかった文字が読めるようになったというケースもあります。

なかには、脳腫瘍が数カ月で消えたという男性もいます。

私は、ヨガの師匠である沖正弘《おきまさひろ》先生に、「手は露出した脳である」と教えられてきました。そこで、その男性がヨガ道場にやってくるたびに、「指ヨガ呼吸法」をほどこしていました。すると、最初のうちこそ脳腫瘍が原因の運動障害が見られましたが、徐々にそうした症状もなくなり、数カ月後の検査ではすっかり脳腫瘍が消えていたのです。

もちろん、この人の場合は、「指ヨガ呼吸法」だけで治ったわけではありません。食事療法やヨガ修行をはじめとして、ヨガ道場でおこなった修行が相乗効果をあげたのでしょう。また、「指ヨガ呼吸法」の効果には、個人差もあります。しかし、その後のさまざまな治癒例を見ていると、「指ヨガ呼吸法」の効果がかなり高かったのではないかと感じています。

ここであげたのは少々特殊なケースかもしれませんが、「指ヨガ呼吸法」の代表的な効果をまとめると、以下のようになります。

①脳を活性化する

手は脳の働きと密接な関係があります。手や指を動かすことで、脳の神経を刺激して脳の活性化を促します。また、セロトニンという脳内物質の分泌を促します。

②血行を促進する

指を動かすことで、脳だけでなく全身の血液循環を促します。そのため、冷え性や低体温に効果があります。

③自律神経のバランスを整える

イライラや不安をやわらげ、平常心を取り戻します。また自律神経のアンバランスが原因の高血圧症や神経症に効果があります。

④痛みや不調を緩和する

痛みやこり、不調を感じる体の部位に相応する手の部分を刺激することで、症状を緩和します。

⑤リラクゼーション効果

手がやわらいでくると、気持ちがリラックスして、不眠症にも効果があります。

⑥内臓機能を高める

手のひらを刺激することで、相応する肝臓、腎臓、腸などの働きを正常にします。

ではこれから、なぜ「指ヨガ呼吸法」で体や脳が変わるのか、その理由を、

◎手の刺激

◎呼吸法

の２つの面から説明していきましょう。

世界各地にある「体の部分＝全体」という考え方

手を刺激することで全身に影響を与える――これは、アジアの伝統的な医学の考

え方に基づいています。「部分」のなかに「全体」が隠されている、つまり、手や足といった体の「部分」は、単なる体の一部分なのではなく、そこに全体があるという発想です。

興味深いことに、こうした発想はインドや中国、日本のみならず、アメリカ先住民（ネイティブ・アメリカン）にもあります。彼らが伝えてきた言葉のなかに、以下のようなものがあるのです。

「偉大なる神よ！　あなたが木の葉や石に隠された知恵を、どうぞ私が読み取れるように私を賢くしてください」

彼らは、身近にある木の葉や石ころのなかに、神様の知恵が隠されていると考えているわけです。つまり、そうした一つひとつの小さな存在のなかに、宇宙や自然（神）の知恵が込められているんだという感覚があるのでしょう。

こうした言葉だけを聞くと、なんだか古くさい迷信のようなものだと感じるかもしれません。ところが、近年の科学の進歩によって、「部分に全体が隠されている」という考えが学問的な事実として認められるようになりました。

その典型は、細胞のなかにある遺伝子情報でしょう。現代では、1つの細胞のなかに、すべての遺伝情報を収めたＤＮＡがあるというのは常識となっています。

そもそも、生命体というのは、卵子と精子が結合してできたものであり、それが分裂を繰り返して全体となったものです。手の細胞も足の細胞も、内臓の細胞も眼の細胞も、もともとは1つのものだったのですから、別々と思うほうが間違った考えかもしれません。

1つの細胞のなかに、体全体をつくる情報がすべて入っているわけです。

昔の人は、そうした分子生物学的な知識はありませんでしたが、長年の経験や観察のなかから、部分のなかに全体があるという事実を感じ取ってきたのでしょう。「一事が万事」ということわざがありますが、この言葉には、そうした思想が込められているように思います。

たとえば、昔の医師は、ちょっと顔色を見ただけで、その人の全体の健康状態がわかったといいます。数多くの患者さんを診ていれば、肝臓や腎臓の働きが悪い人は顔色で見当がつくでしょう。歩き方はもちろん、座っている姿勢や呼吸の仕方からも、その人の体調は見えてくるはずです。私の母方の祖父は医師でしたが、診察室の扉が開いて足音がしただけで、どこに異常のある患者さんが入ってきたのかを言い当てたそうです。

「手のなかに全身がある」あるいは「足のなかに全身がある」という考え方も、そうした「体の部分＝全体」という発想を基にして、長年の経験から生まれたものです。

鍼灸や指圧のツボはその代表的なものといってよいでしょう。手や足には、体全体に影響を与えるツボが点在しています。しかも、手の親指と人差し指の付け根にあるツボを刺激すると、頭痛や歯の痛みや便秘に効果があるといったように、解剖学的に直接神経がつながっていなくても、その影響が及ぶことも知られています。

部分を見ながら全体との関連を把握して、全体のバランスをとることを大切にするのが、伝統的なアジアの医学の考え方だったのです。

今ある不調を全身とのつながりでとらえる

「体の部分＝全体」とは正反対の発想が、人間の体を機械のようにとらえる見方です。こうした発想に基づくと、すべてにおいて近視眼的な対処しかできなくなってしまいます。

たとえば、肩がこっていたら、それは肩や首の周辺の筋肉が硬くなっているとしか、とらえられないのです。そこで対処方法としては、肩をもんだり首をまわしたりして筋肉をやわらかくしようとするわけです。これでは、機械の調子が悪いときに、不具合のある部品を修理することと、何ら変わりがありません。

自動車の調子が悪くなったら、その悪くなった部品を修理したり交換したりすることで、またもとのように動きます。それを人間の体に当てはめたのが、臓器移植ではないでしょうか。悪い部分があったなら、それを変えればいいというように、人間の体を機械のように考えるのが臓器移植の基盤にある発想です。

それは極端にしても、肝臓が悪ければ肝臓の薬を飲んで、頭が痛ければ痛み止めの薬を飲む。たしかに、人間の体が機械の一種ならば、それでもいいでしょう。でも、人間の体はけっして機械ではありません。

部分が集まって全体をつくっているのではなく、全体が部分に枝分かれしているだけで、部分そのものにも全体があるのです。

私たちは、科学の進歩によって、いつの間にか物質的な人体観を当然と思うようになってきました。皮膚の下には筋肉や骨があって、血管がある。あるいは、胴体の上のほうには肺や心臓があって、ヘソの上あたりには胃がある。これらは解剖学に基づいた物質的な人体観であり、科学的で正しい人体観とされています。

もちろん、そうした人体観のおかげで、さまざまな病気が克服されてきたのも事実です。体を部分部分に分けて、その機能を明らかにしていくという分析的な態度は、重要な考え方を私たちにもたらしてくれました。

しかし、その一方で、部分を全体との関連でとらえるという発想が薄くなりがちであることに注意しなければなりません。少なくとも、物質的な人体観は、けっして万能ではないのだということを頭に入れておいてほしいのです。

〝全身の縮図〟としての手の見方

「指ヨガ呼吸法」では、手のひらを全身の縮図としてとらえています。

これは韓国の柳泰佑《コウテウ》博士が創案した「高麗手指鍼《こうらいしゅししん》」という治療法の考え方がベースになっています。両手両足を床につけた四つんばいの姿勢を後ろから見たとき、

手は全身の縮図

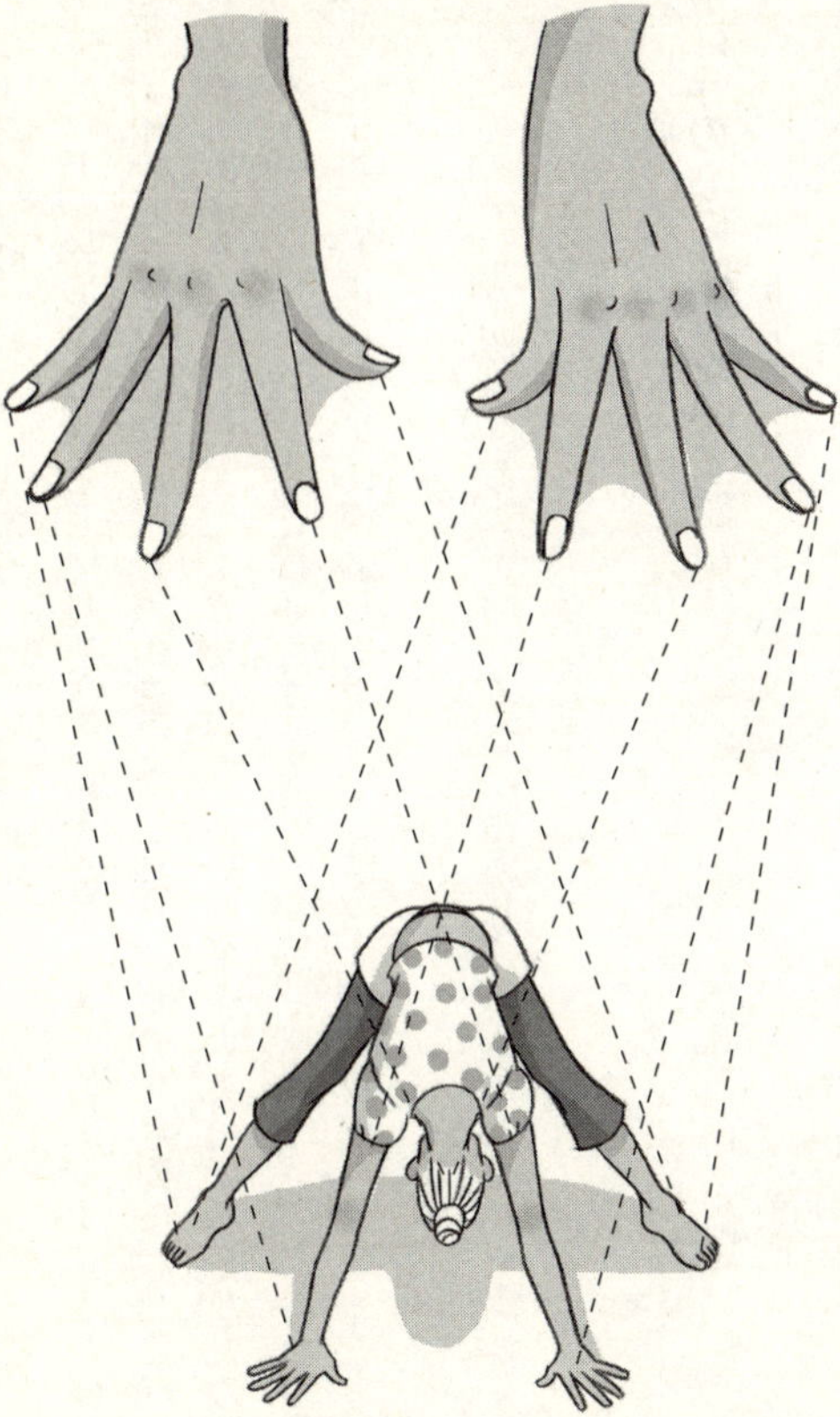

両手を床についた形は、両手両足を床についた形と相応している

ちょうど指を床につけた形に相応するのです。ちなみにこれはヨガでは「足を広げた犬のポーズ」と呼ばれています。

　このようにして手を体全体として見立てたのが、前ページの図です。これは、高麗手指鍼で用いられている図に、ヨガの考え方を加え、私の45年間にわたる経験をもとにわかりやすくアレンジしたもので、手と体の関係を大まかに示したものです。

　図を見ればわかるように、中指は頭部から背骨に相応します。人差し指と薬指は腕に相応し、親指と小指は足に相応します。手のひらは、内臓ということになります。

　この図に従って手を刺激することで、それに相応している体のこりや疲れをとったり、不調を改善していくことができるのです。

手は今の心の状態を映す鏡

　部分は全体を示すと述べました。人間の体の部分部分に、それぞれ全体が隠されているのです。なかでも、手は非常に重要であり、全身の各部分と非常に密接に関係している器官といえるでしょう。とくに脳との関係は重要です。

手は、単なる体のパーツではなく、いわば、「脳が外側に露出した部分」といってても過言ではないのです。眼は「心の窓」あるいは「脳の窓」ともいわれますが、手はそれに劣らず、いやそれに優《まさ》るほど脳の状態をあらわしています。

手を見れば、その人の脳の状態がよくわかります。

たとえば、電車のなかでイヤホンで何かを聴いている人がいるとしましょう。顔を見ただけでは何を聴いているかわからなくても、力いっぱい手を固く握りしめていたら、「ああ、この人はスポーツの実況中継を聴いて興奮しているのかもしれない」と見当がつきます。

緊張したときや興奮したときには、誰でも思わず手を固く握りしめるものです。怒ったときにも、私たちは自然と握りこぶしになります。また、緊張が強まると手にじっとり汗がにじんできて、文字通り、手に汗を握る状態になってきます。逆にリラックスしているときは、手もしなやかでゆるんでいます。

また、私たちが感情や思考を言葉にするときにも、その内容にともなって手が動いて、いわゆるジェスチャーとして表現を支援します。

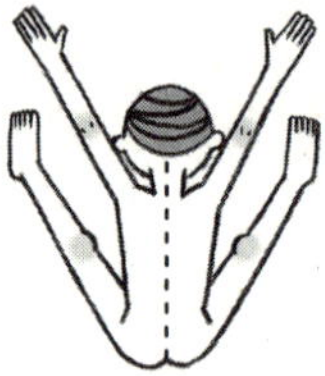

両手両足を広げた姿勢を
後ろから見た図と相関

左手の甲

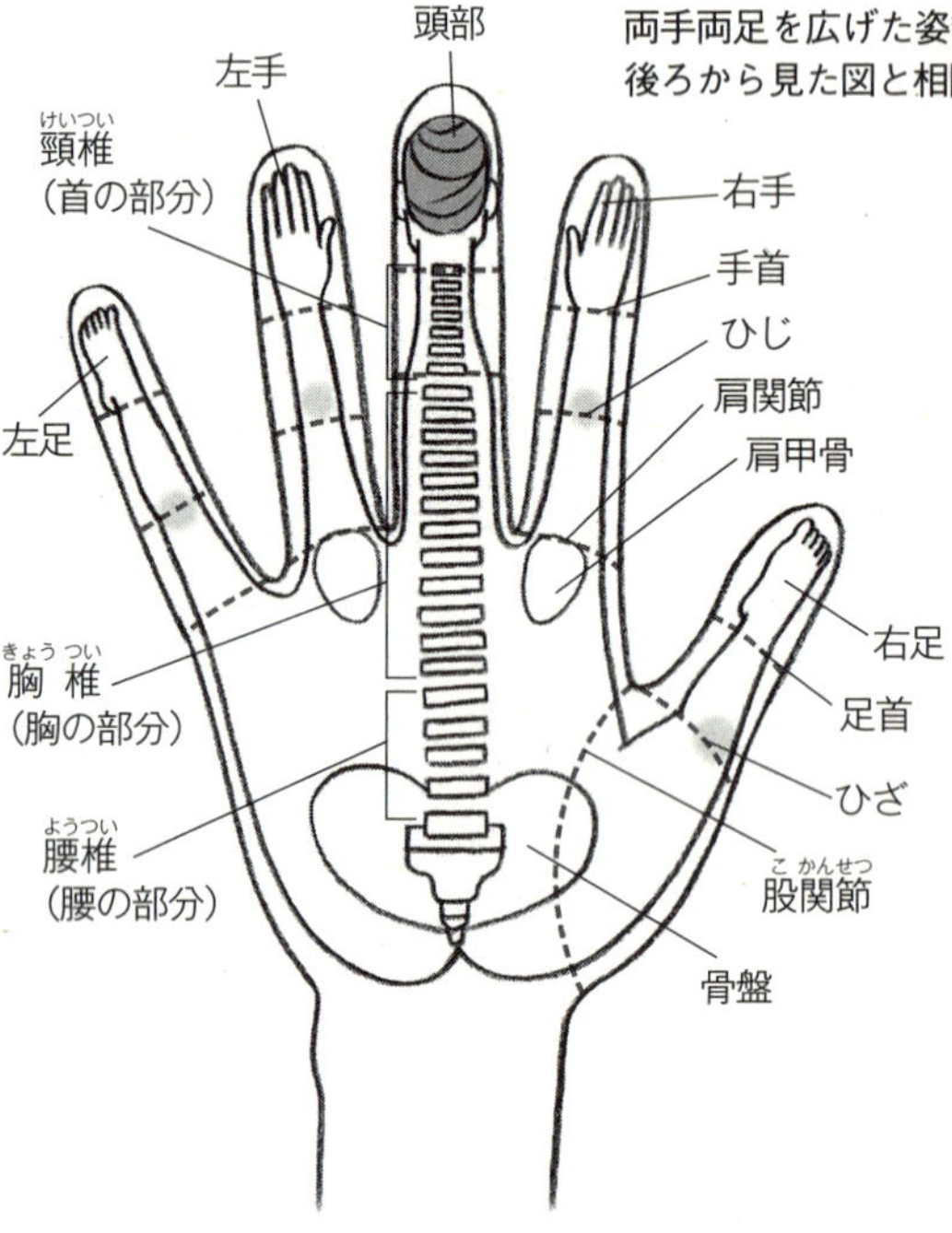

手と全身の相関図

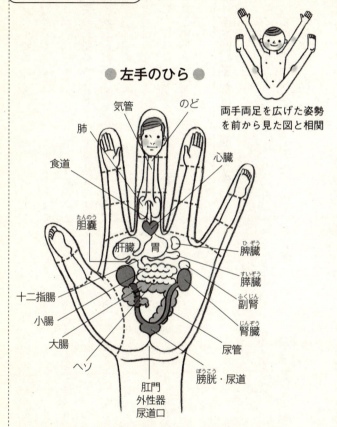

両手両足を広げた姿勢を前から見た図と相関

左手のひら

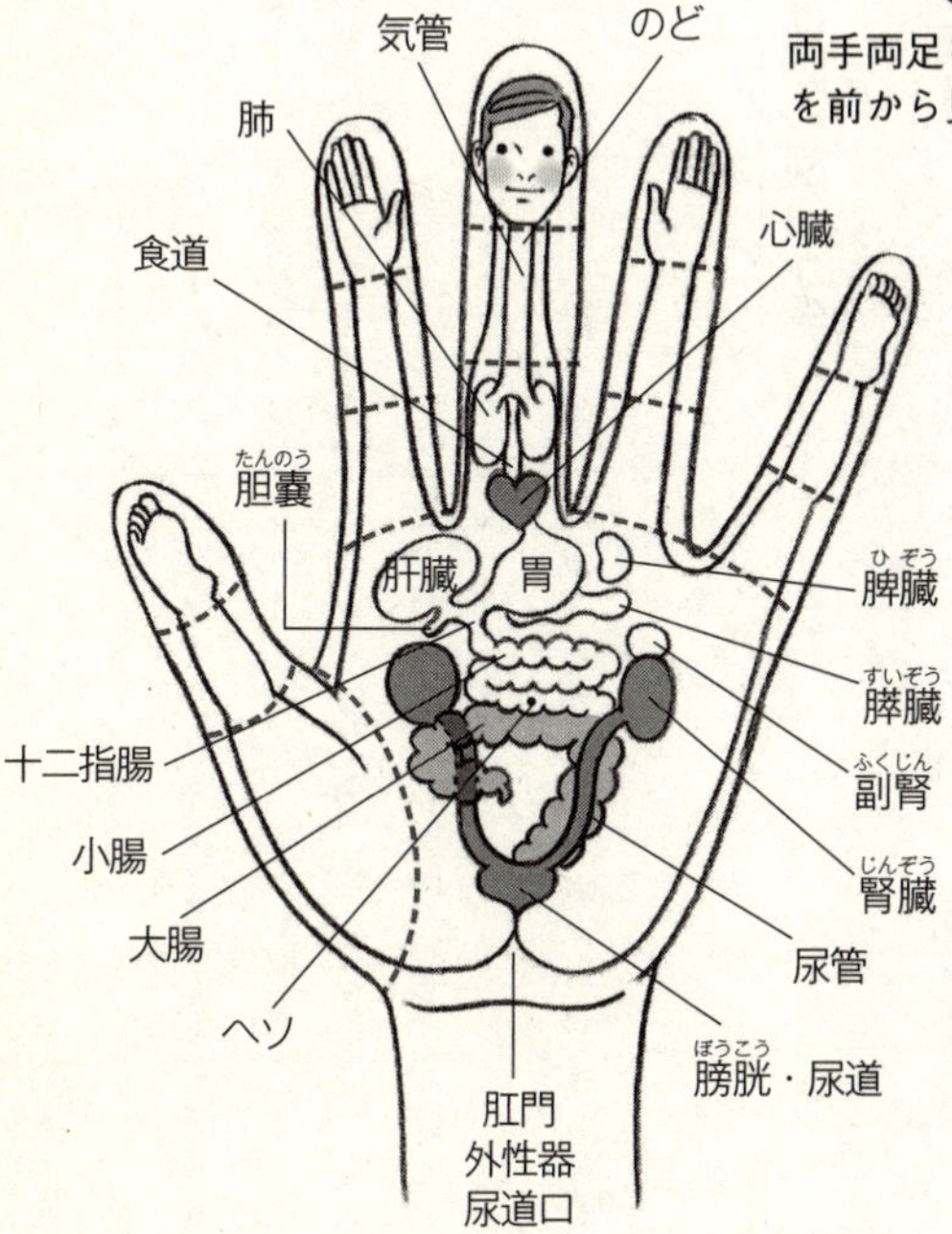

＊女性の場合、膀胱・尿道の上のあたりが子宮・卵巣と相応している

試合や勝負に勝ったときは、バンザイといって手が上がり、逆に負けたり落ち込んだりしているときはだらりと下がります。

これらは、すべて脳の状態が手にあらわれたものだと考えることができます。

さらに脳の健康状態も、てきめんに手にあらわれます。ニコチン中毒やアルコール中毒など、過度の緊張が脳にある場合は、指先が小刻みに震えることがありますし、脳に異変が生じると、手が開かなくなったり、ある状態で固まったようになることもあります。

このように、私たちの脳の状態は、手にありありとあらわれるのです。手は脳の一部といってもいいでしょう。

手を刺激すれば脳の回路が変わる！

手への刺激ひとつによって、脳の回路さえも変えることができます。

脳の回路といってもピンとこないかもしれません。そこで、おもしろい実験を紹介しましょう。

手は心（脳）を映す鏡

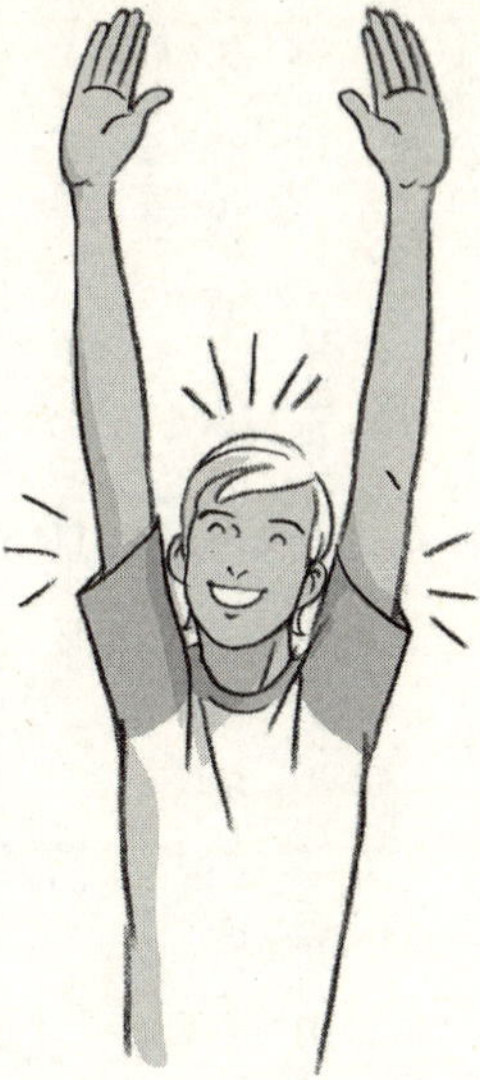

うれしいとき、試合や勝負に勝ったとき

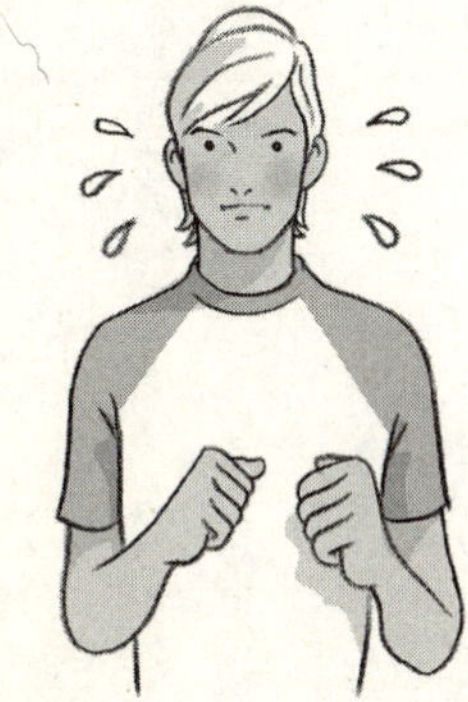

緊張したり興奮したとき

腰痛持ちの人に立位で無理せず前屈をしてもらいます。すると、ほとんどの人は腰を痛めた経験から腰が硬くなっていて、たいして曲げることができません。とくに、ぎっくり腰を経験した人は、ほとんど曲げられません。あのギクッというのが、またくるのではないかという恐怖感を無意識でも持っているために、過度に緊張してしまっているのです。

そんな人に対して、私はこう呼びかけてみます。

「はい、イメージであなたはタコになりましょう。あのクニャクニャのタコですよ、タコ。はい、タコになったつもりで体をクニャクニャさせてみてください。それでは手を上げて。はい、そこで息を吸って。はい、ゆっくりと息を吐いてクニャクニャと前屈します」

すると、前屈が驚くほどできるようになり、床に手がつく人が続出するのです。

これは、けっして催眠術や暗示をかけたのではありません。

どうしてこんなことができるのかというと、イメージすることにより、それまでとは違う脳の回路を使っているためです。

腰痛やぎっくり腰を経験した人は、その痛みや恐怖が脳に刻まれているために、それと同じ体験をしなくてすむようにと、脳内のある種の回路がブロックされていると考えられます。

ですから、脳の中枢部から「前屈をせよ」という命令が出ても、その回路を通過しようとしたときにブロックされ、前屈に必要な筋肉が緊張して進めなくなるのです。これは、本人がいくら意識してもなかなか解消できるものではありません。ところが、そうした恐怖や痛みのイメージをなくせばどうなるでしょうか。自分が軟体動物になったつもりでいると、ブロックされた回路ではなくて、別の回路を経由して命令が体に伝えられるのです。そこで、本人も無意識のうちに、前屈ができてしまうわけです。

じつは、これと同じことが、手でも起きるのです。

先ほど、「手は露出した脳である」という考え方を紹介しましたが、手は全身の縮図であると同時に脳の縮図ともいえるのです。

先ほど紹介した「手と全身の相関図」を見るとわかるように、中指の第一関節より上は頭、人差し指の根元は肝臓というように、手の各部分は体の各部位に関連しています。そこで、手の甲の中央あたりを刺激すると、脳の回路が変更されて腰が軽くなり、前屈ができるようになる可能性があるわけです。

　脳の一部を電気刺激すると、その部分と関連する手や足が動くという動物実験をご覧になったことがある方はいませんか。それと似たようなことが、手への刺激によって起きるのです。

　脳には、１５０億もの神経細胞が存在し、それぞれがいくつものシナプスというつなぎ目を通じて情報を伝達しています。そうして伝達される回路の数は、全部で10兆を超すといわれています。ですから、１つの行動をするにも、まるであみだくじのように無数の回路があって、そのなかから１つを選んで使っているわけです。

　そのうち、いつも習慣にしている回路は通りやすくなっているのですが、いったんそこがブロックされると、その行動ができにくくなってしまうのです。そんなときは、手を刺激することで、ふだん使われていない回路を開いて、通りやすくすることができるのです。

「指ヨガ呼吸法」とツボ押しはここが違う！

前にも述べたように、「指ヨガ呼吸法」とツボ押しとは、似て非なるものです。

指を使って体にいいことをするというと、ツボ押しを連想する人が多いでしょう。たしかに、指ヨガ呼吸法のいくつかの動作は、表面的にはツボ押しと似ています。

しかし、指ヨガ呼吸法は単なるツボ押しではありません。

その理由は2つ。ひとつは「指ヨガ呼吸法」という名前通り、呼吸法が含まれているという点。もうひとつはツボ押しにはない動きがある点です。

まず、呼吸法が含まれている点について説明しましょう。

「指ヨガ呼吸法」では、指や手を動かしたり押したりする動作に、呼吸を組み合わせています。では、呼吸を合わせることで何ができるのでしょうか。のちほど詳しく説明しますが、呼吸によってメンタルを鍛え、心身の相関力を高めることができるのです。

もちろんツボ押しも気持ちいいものですが、押したことによって変えることができるのは、あくまでも肉体レベルにとどまります。

それに対して、「指ヨガ呼吸法」は肉体だけでなく脳や心といった精神レベルまで変えられるという点が大きな違いです。

ツボ押しと「指ヨガ呼吸法」の違いは、ラジオ体操とヨガの違いにたとえるとわかりやすいかもしれません。

ラジオ体操とヨガは、どちらも体を動かすことにおいては共通していますが、その目的は大きく違っています。みなさんは、ラジオ体操をやっていて、心が変わったと意識したことがあるでしょうか。おそらく、明らかに変わったと感じたことはないでしょう。もちろん、肩や首のこりがとれることによって気持ちがよくなるので、多少はリラックスした気分になる人がいるかもしれません。

それに対して、ヨガの場合はまさに心を変えているのです。多くの人は、ヨガをちょっと変わった体操の一種と思っているかもしれませんが、本来のヨガはそうではありません。

ヨガは、呼吸と動作と意識を組み合わせ統一して、心身の内部に意識を向けることで、脳と心を変え、精神力を高めることを目的としているのです。そもそもヨガには体を鍛えるという発想はありません。体を動かしてはいますが、それは心を整えバランス力を高める手段として、体を使っているだけの話なのです。ヨガをやっている人は体がやわらかいという印象があるかもしれませんが、それは結果的にそうなっただけであり、それがヨガの本来の目的ではないのです。

「指ヨガ呼吸法」もそれと同じことで、手という手段を使って、心を変えることを目的としているのです。そして、そのために欠かせないのが呼吸なのです。

さて、もうひとつ、「指ヨガ呼吸法」がツボ押しと異なるのは、ツボ押しにはない動きがある点です。

「指ヨガ呼吸法」には、手や指を反らせたり、指と指のあいだを広げたり、指をまわしたりする動作が含まれています。このような動きは体の柔軟性を高めるため、ヨガをやる前におこなうと、ポーズをとるのがラクになります。

「はじめに」でもご紹介したように、指を反らすことで体の柔軟性も高まって、体全体を反らすことができるようになるのです。実際にやってみれば、こうした「指ヨガ呼吸法」の動きの一つひとつが体全体にまで影響することを実感できるでしょう。

息を吐くことで不要なものをデトックスする

　ここまで、「指ヨガ呼吸法」における手の刺激の効果について解説してきました。もうひとつ、「指ヨガ呼吸法」で重視しているのが、呼吸法、特に「吐く」ことの重要性です。

　呼吸とは、単に酸素を吸って二酸化炭素を吐き出すための活動だけではありません。息を吐くときに出ているのは二酸化炭素だけと思っているかもしれませんが、吐くことによって体内の老廃物も排出しています。

　息を吸うことと吐くことの関係は、食事と排泄に置き換えるとわかりやすいかもしれません。生命を維持していくためには食事を通して体内に栄養を取り込むことが大切だと思われがちですが、同時に体内で不要になった老廃物やたまった毒素を排泄していかないと、健康な状態を保てません。

同じように、息を吸うことによって体内に酸素を取り込むだけでなく、不要なガス状のものを吐き出していくことが欠かせません。

ヨガでは呼吸は生命力ととらえていますが、同時に解毒力・排毒力ともいわれ、重視されています。「入れる」よりもむしろ「出す」ことに意識を向けるようにしてください。

体のこりや疲れは、体内にたまった老廃物が原因のひとつともいわれています。また、心に悩みがあるときは、不安やイライラといったネガティブな感情が渦巻いています。「指ヨガ呼吸法」で手を刺激するのとあわせて、これらの「毒」を吐き出していけば、より高い効果が得られるでしょう。

体・脳・呼吸はつながっている

では、呼吸によって体や脳はどのように変わるのでしょうか。

まず、脳と呼吸の関係を考えてみましょう。それは、呼吸を利用して脳を調節できることからもわかります。

たとえば、気持ちを奮い立たせたいときは、胸を張ってぐっと息を吸い込み、勢いよくフイゴのように力強く鼻で呼吸を繰り返すのです。すると、自律神経のうち交感神経が刺激されて、体が緊張状態になっていき、だんだんと気分が高揚していくはずです。

逆に、吐く息を吸う息よりも長くして、ゆっくりと呼吸すると、自律神経のうちの副交感神経を刺激します。すると、体の緊張は徐々にとけていき、自然に気持ちが落ち着いてきます。

人前でスピーチをする前に、緊張で頭が真っ白になった場合には、肛門を締めながら息を強く長く吐くことで素早く落ち着きを取り戻すことができます。

また、ケガや骨折などで痛みを感じたときにも、呼吸を変えることによってその痛みを抑えることができます。痛みを感じる脳の働きを、呼吸によって抑え込んでしまうのです。

ケガをしたときに、あまりの痛みに息を止めてしまう人が多いのですが、それでは痛みは鎮まりません。激しい痛みを感じたら、腹を締めながら意識的に息を強く吐き、「ウムーッ、ウムーッ」とうなるように吐き続ける「うなり呼吸法」が効果的です。痛みを押し返す要領です。私自身も骨を折ったときに実体験したところ、痛みがかなり減りました。

現に、痛いときは誰でもうなっていますが、あれをもっと意識的にやるわけです。逆にいえば、痛いときにうなるのは、ごく自然な体の反応なのです。それをオーバーにやることで、脳に協力して痛みを抑えるわけです。

また、呼吸と脳が深い関係を持っていることは、西洋医学の視点からも容易に理解できます。体中でもっとも酸素を必要としているのは脳だからです。ですから酸欠状態になると、真っ先に脳が影響を受けてしまうのです。

換気の悪い部屋にたくさんの人がすし詰め状態になると、頭が痛くなったりぼんやりしてくるのはそのいい例です。空気中の酸素が少なくなっているからです。

そうした部屋にいなくても、ストレスなどによって体が緊張して血行が悪くなったり、呼吸の浅い状態が続くと、やはり脳に酸素が不足してしまいます。こうした「呼吸不足」の状態が日常化すると、結果的には脳細胞を早くダメにして、脳全体の働きを悪くする原因になります。

世の中には、運動不足や栄養不足は体にマイナスだという意識はありますが、もっと呼吸不足についても意識するべきだと私は考えています。

　では次に、体と呼吸の関係を考えてみましょう。運動をよくやっている人は思い当たるかもしれませんが、息を吸うときと吐くときで、体の筋肉の状態が違ってくるのです。

　一般に、息を吸うときに体は緊張して、吐くときには筋肉が伸びやすくなって体がゆるみます。ですから、柔軟体操をしようと思ったら、息を吸っていたらうまくいきません。息をハーッと吐きながらやるのがコツです。

　体が硬くて前屈が苦手だという人でも、息を吐きながらやってみると、意外に無理なくできるものです。

　また、運動や体操で床に転がるときには、息を吐きながらやると、体がゆるんでいるからケガをしにくくなります。吸いながら転がると、体が硬い状態ですので、ケガをしやすくなるのです。

　さらに、どんな人でも、息を吸っているときは重心が上がり、吐いているときには下がる傾向があります。そこで、柔道や相撲では相手が息を吸いかけたときや吸っているときを見計らって技をかけると、決まりやすくなります。世界チャンピオンのボクサーが、相手が息を吸ったときに打ち込むというのを聞いたこともあります。吸う息は隙を生むのです。逆に、相手が技をかけようとしたら、そこで強く息を吐くと技がかかりにくくなります。

このように、呼吸は、体にも脳にも大きな影響を与えていることを覚えておいてください。

動作・呼吸・意識を合わせるから効く

体の動きと呼吸をうまく合わせることで、体への効果ははるかに高まります。それは、ヨガや「指ヨガ呼吸法」にとどまりません。武道やスポーツ、芸道をはじめとして、あらゆる日常生活の動作に当てはまる真実です。

たとえば、マラソンやジョギングがそうです。実際にやってみるとわかりますが、呼吸を意識しながら体を動かすのと、そうでないのとでは疲労度がまったく違ってきます。

一歩一歩の動作に合わせて、スッ、スッ、ハッ、ハッというように、吸って、吸って、吐いて、吐いて、と動作に合わせているときは、そうでないときに比べて、同じ距離を走っても疲れがまったく違います。逆にいえば、最後まで呼吸を整えて走れる選手が、いいランナーだといってもよいでしょう。

芸道では、呼吸を合わせることで所作が美しくなるだけでなく、動作を確実に身につけることができるようになります。

たとえば、扇子を持って日本舞踊を踊る人を見ていると、その扇子が落ちるか落ちないかほど軽く持ち、それを左右に動かす姿がじつに美しい。これは、一挙手一投足を呼吸のリズムに合わせて身につけるからこそ、全身が呼吸と連動して流れるような所作になるのです。素人がただ形を真似しても、けっしてその美しさを表現することはできません。

そして、呼吸を加えて覚えると、ムダな力を使わないですむだけでなく、同じことをやっても早く身につくのです。

呼吸では、呼気と吸気のタイミングやバランスも非常に重要です。

整体や鍼灸院に行くと、そうした呼吸のタイミングの大切さが実感できます。上手な先生は、患者さんの呼吸を見て、息を吐いたところでツボを押したり鍼を刺したりしますので、痛みもなく非常に効果が高いのです。

前にも述べたように、息を吸っているときは、体が緊張状態で硬くなっていますから効果は低くなり、痛みを感じてしまいます。

指圧にしても同じで、ただこっている場所やツボを刺激するのではなく、患者の呼吸を見て押せるかどうかで、効果が大きく違ってくるわけです。

「指ヨガ呼吸法」では、手の動きと連動した呼吸のタイミングについてもお伝えしています。呼吸を意識しておこなうことで、手が動かしやすくなると同時に、より深い効果を実感できることでしょう。

動作と呼吸に加え、もうひとつ大切なのが、意識を合わせることです。

意識は、東洋医学でいうところの「気」、あるいはイメージと置き換えるとわかりやすいかもしれません。

不思議なことに、「ここにツボがある。だからここを刺激すれば効く」というイメージを持ってやるのとやらないのでは、まったく効果が違ってくるのです。

せっかく「指ヨガ呼吸法」をやるのなら、しっかり効かせたいと思いませんか？

そのためには、

「自分が今痛気持ちいいと感じる場所はここだ。ここにツボがある」

「ここを押せば、体がラクになる」

とイメージしながらおこないましょう。

動作と呼吸と意識。この3つがそろってこそ、「指ヨガ呼吸法」の本当の効果が得られることを覚えておいてください。

2章

いつでもどこでもできる！
基本の「指ヨガ」と「呼吸法」

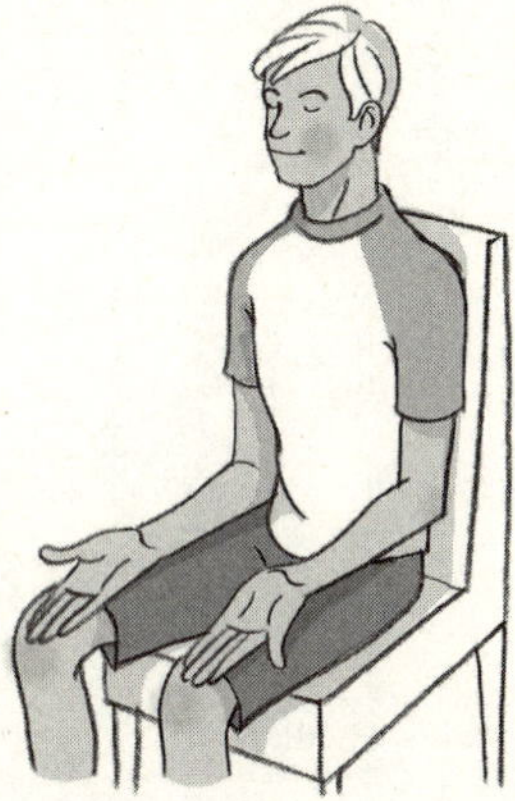

基本は腹式呼吸

「指ヨガ呼吸法」では、呼吸が大切な意味を持っています。呼吸が不完全だと効果も半減してしまうので注意してください。

まず、基本の呼吸法として腹式呼吸を身につけましょう。

これは、肺の下にある横隔膜を上下させる呼吸です。意識して胸骨を動かさないようにして、ゆっくりとした呼吸で下腹をふくらませたり、へこませたりします。

実際に呼吸するときは、ゆっくり最後まで口から息を吐き、同時にお腹をへこませます。つねに、吐く息からはじめると覚えておいてください。そして、指ヨガ呼吸法で重要なのは、指を押したり反らしたりするのは、息を吐いているときだということです。

肺のなかの息を吐ききったら、腹を締めた力をゆるめて、今度は鼻からゆっくりと息を吸います。そうすると吸った息でお腹がふくらみます。そして、息を吸いながら、指を押したり反らしたりといった動作をゆるめるのです。

◆指ヨガの呼吸法（腹式呼吸）

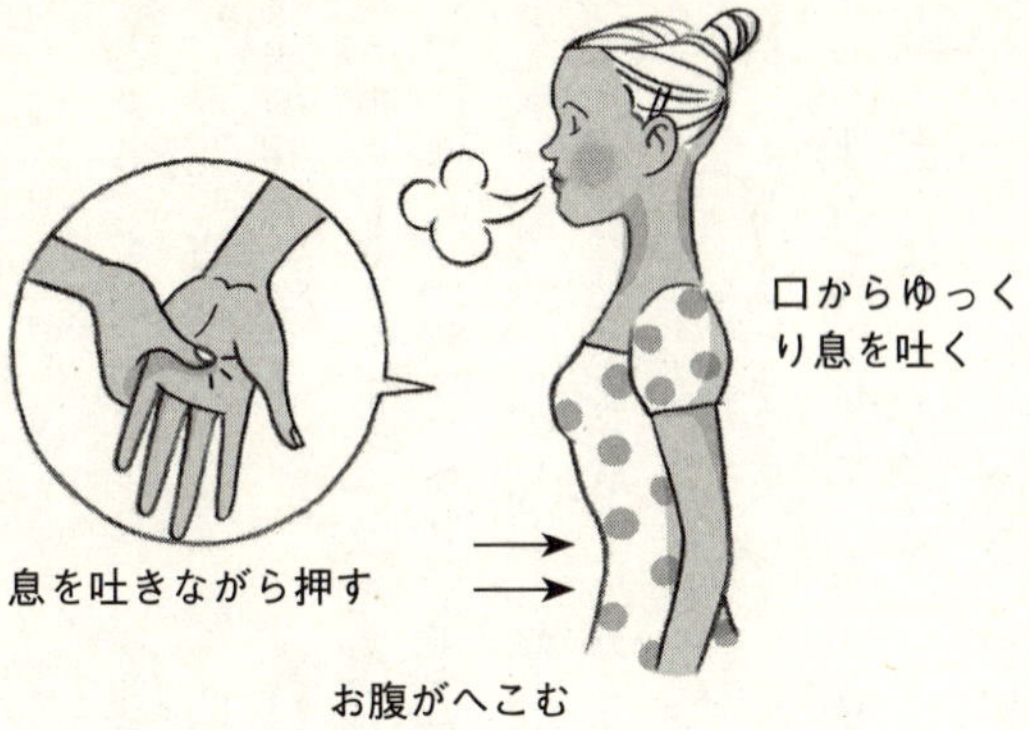
口からゆっく
り息を吐く
息を吐きながら押す
お腹がへこむ

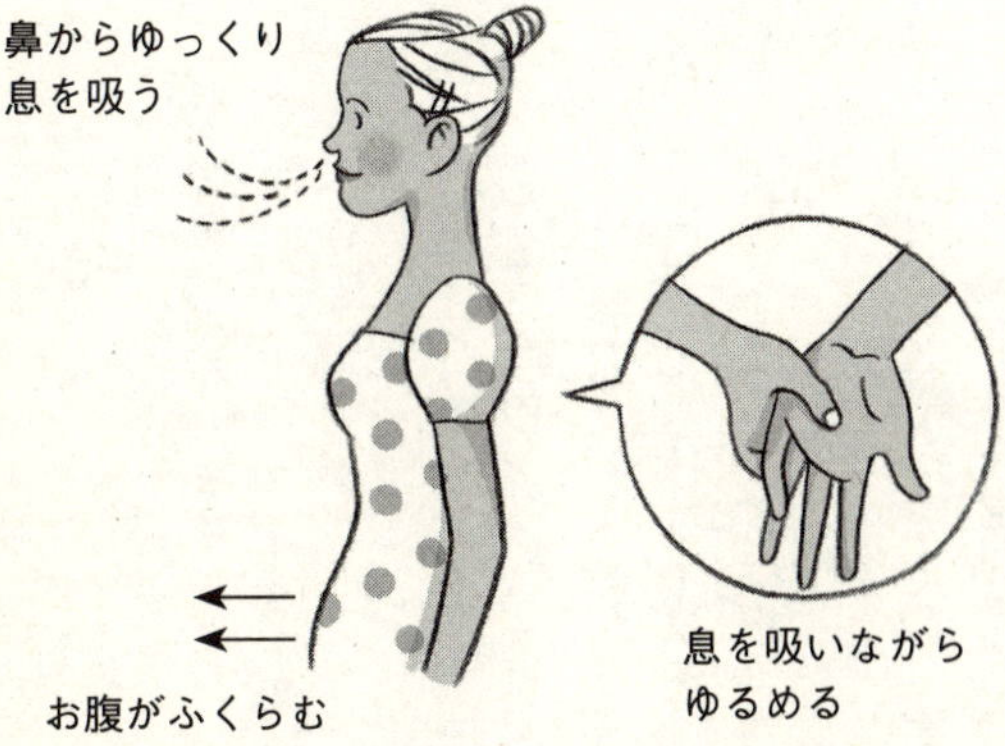
鼻からゆっくり
息を吸う
お腹がふくらむ
息を吸いながら
ゆるめる

指ヨガに役立つ6つの呼吸法

指ヨガとあわせておこなうことで、非常に役に立つ呼吸法があります。

それは、浄化呼吸法、フイゴの呼吸法、片鼻呼吸法、ヘソ呼吸法、丹田呼吸法、完全呼吸法の６つです。

これらの呼吸法は、それぞれ私たちの体や脳を変えてくれる大きな効果を持っています。ですから、「憂うつな気分をやわらげたい」「やる気を出したい」「首のこりを解消したい」など、目的を絞って指ヨガをおこなうときに非常に有効です。

もちろん、通常の腹式呼吸をしながら指ヨガをするだけでも十分に効果はあります。でも、この６つの呼吸法から目的に合ったものを選ぶことで、さらに指ヨガの効果が何倍にも高まるのです。

具体的に、どういう目的にどの呼吸法を使えばよいかは、3章と4章で詳しく解説します。ここでは、まず呼吸のやり方を身につけましょう。６つの呼吸法とも、基本は腹式呼吸です。腹式呼吸をしっかりとマスターしてから取り組んでください。

①浄化呼吸法

体内にある疲れや悪いものを外に出し、元気な体と脳を取り戻す実用的な呼吸法です。

基本は腹式呼吸です。ここでは最初にゆっくりと息を吐いてからはじめましょう。６秒間吸って、６秒留める。そして吸った息の倍ほど、たとえば12秒かけて３回ほどに分けて息を吐きます。

ポイントは、それぞれの段階でしっかりとしたイメージを持つこと。息を吸うときは、「新鮮な酸素やエネルギーに満たされて気持ちがいい」というイメージ。留めているときは「エネルギーが全身に行き渡っている」、息を吐くときには「息とともに嫌なもの（疲れ、苦しみ、痛みなど）が体の外に出ていく」とイメージします。

たかがイメージと思うかもしれませんが、イメージには非常に強い力があるのです。

◆浄化呼吸法

1 背筋を伸ばして正座するか、椅子に腰掛け姿勢を正す。新鮮な空気、酸素、気がゆっくり入ってきて、「とても気持ちがよく、癒されていく」とイメージしながら鼻から息を吸う（6秒）。

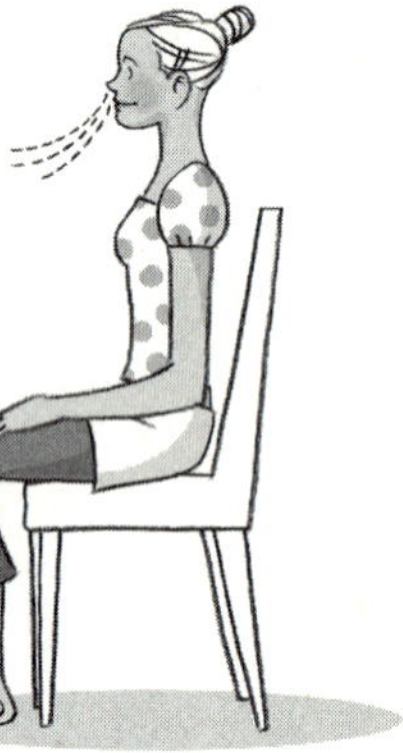

2 エネルギーが全身に広がり、「細胞がいきいきしてくる、元気になってくる」とイメージしながら息を保留する（6秒）。

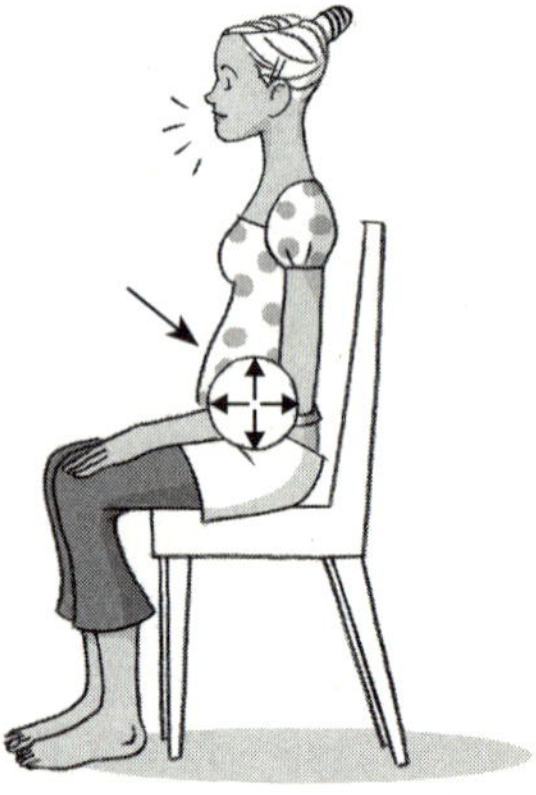

3 口をとがらせ、そこから「邪気が出ていく」とイメージしながら3回に分けて息を吐く（12秒）。

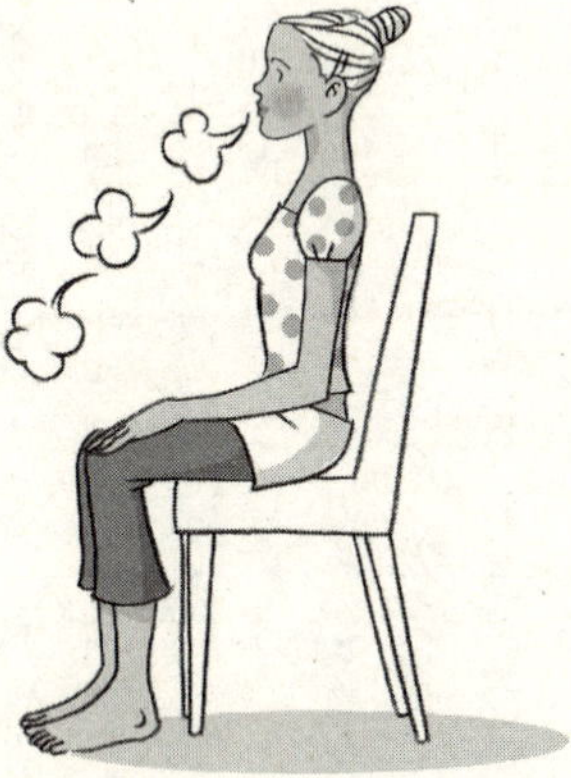

吐く息に乗せる邪気は、疲れや痛みの毒など、場合によって使い分ける（イメージを強く描けたら、それだけ効果が高くなる）。

②フイゴの呼吸法

全身に力をみなぎらせて、やる気や瞬発力を出す呼吸法です。鍛冶屋《かじや》さんの使うフイゴのように、強くリズミカルに息を吐くことからこの名前がついています。試合を前にした格闘家は、この呼吸をすることで、窮地《きゅうち》に陥っても一気に形勢逆転するような爆発力を体内に蓄えるのです。潜水の世界記録を目指す人たちも、直前にこの呼吸法をして長時間の潜水に備えるといいます。

まずは、ゆっくりと鼻から息を吐き、ゆっくりと鼻から息を吸ってください。そして本番です。すばやく「吐く、吸う、吐く、吸う、吐く、吸う」と1秒に2～3回くらいの速さで鼻で呼吸します。呼吸に合わせて腹部がすばやく大きく収縮するようにします。

フイゴの呼吸法をすると元気が出てきますので、朝や昼間におこなうのがよいでしょう。ただし、やりすぎて過呼吸にならないように注意してください。

◆フイゴの呼吸法

1　背筋を伸ばして正座するか、椅子に腰掛け姿勢を正す。

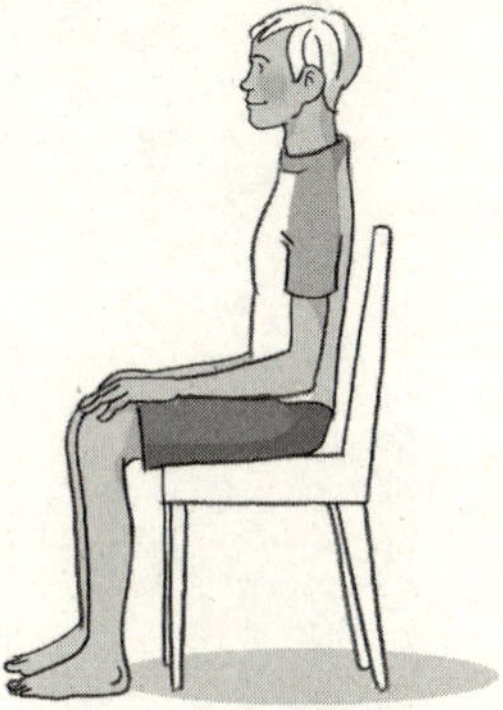

2　口を閉じて舌を上あごにつけ、フイゴのようにすばやく鼻で息を出入りさせる。1秒間に2、3回程度の速さで、腹部を動かしてリズミカルに鼻呼吸する。

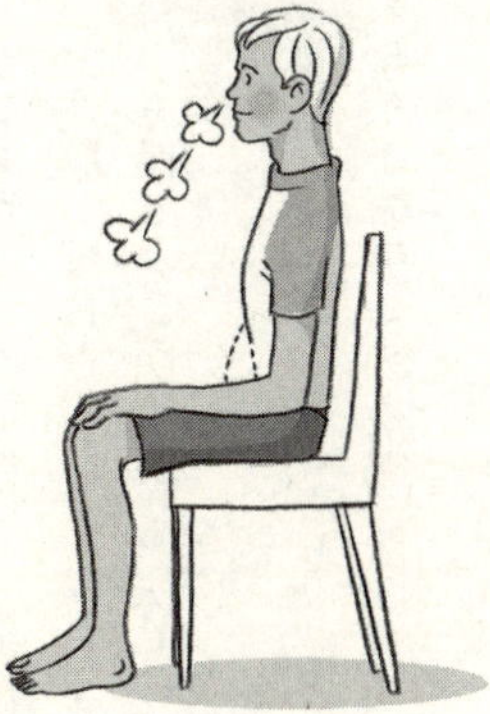

終わったあとはゆったりとした自然呼吸を1分以上おこなう。

③片鼻呼吸法

私たちはふだん、両方の鼻腔を使って呼吸していますが、両方が同じ程度に通っていることは意外に少ないのです。

片鼻呼吸法をおこなってみると、どちらか一方のほうが通りがよいということに気づきます。これは体の左右が「気」のレベルでアンバランスになっているということを意味しています。

ヨガでは体の上下、前後、左右といったバランスがとれていることを重視します。片鼻呼吸法をおこなうことで、右脳（感情）と左脳（理性）のバランスもよくなります。感情と理性のバランスが整うと、平常心を保てるようになり、ストレスや人間関係でイライラすることが減っていきます。

鼻腔を片方ずつ使って、ゆっくり呼吸する練習を繰り返していると、深く長い呼吸ができるようになり、自律神経のバランスもよくなります。

◆片鼻呼吸法

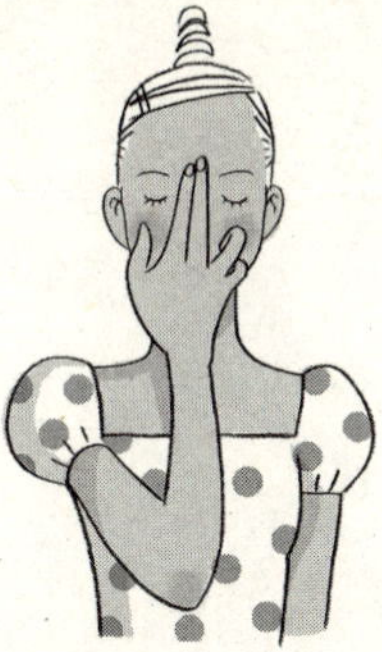

1 背筋を伸ばして正座するか、椅子に腰掛け姿勢を正す。目を閉じて、右手の人さし指と中指を眉間に当てる。

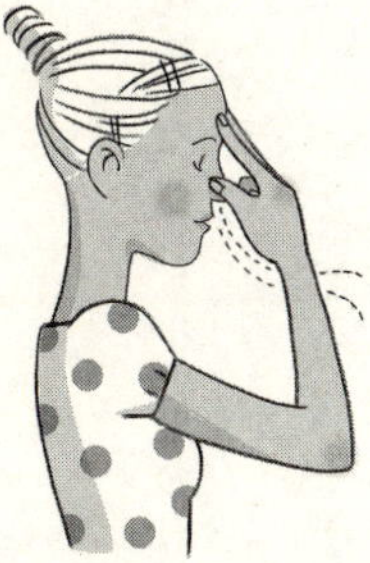

2 右手の親指で右鼻腔をふさぎ、左鼻腔から8秒ほどかけて息を吸う。

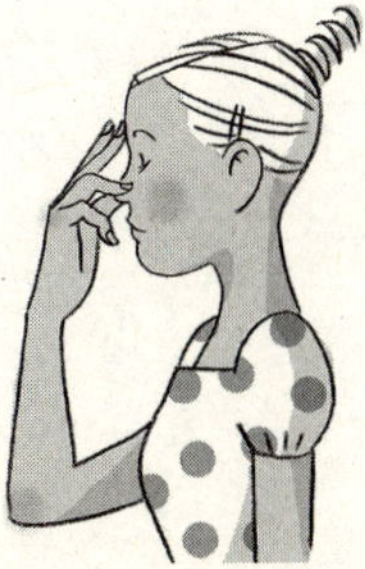

3 左鼻腔を右手の薬指でふさぐ。ふさいでいた右鼻腔を開き、8秒ほどかけて息を吐く。吐ききったらそのまま右鼻腔から8秒ほどかけて息を吸う。
これを左右1セットとして10回繰り返す。

④ヘソ呼吸法

古代インドでは、ヘソを目に見えないエネルギーの入口ととらえ、ヘソで呼吸することで精神的なエネルギーが入ってくると考えられていました。

もちろん、実際にヘソから空気が入ってくるわけではありません。肚《はら》に意識を置き続けて、そこで呼吸をしているようなイメージを抱きながらおこなうのです。

浄化呼吸法同様、イメージすることで深い腹式呼吸になり、よりリラックスすることができます。

かつて母親の胎内にいたとき、ヘソは酸素や栄養を送ってくる、大切なエネルギーの通り道でした。ヘソ呼吸法をおこなっていると、母親の胎内にいたときのような安心感、宇宙とつながっているような一体感に満たされていきます。

なかなか寝付けないとき、不安感が強いときなどにヘソ呼吸法をおこなうと、穏やかな気持ちになり、心も体も休まります。

◆ヘソ呼吸法

仰向けになり、ヘソを中心にして両手で逆三角形をつくり、腹の上に置く。

ヘソに意識を置き、ヘソと宇宙が見えない光のパイプでつながっているようイメージし、呼吸とともに腹がふくらんだりへこんでいるのを感じる。

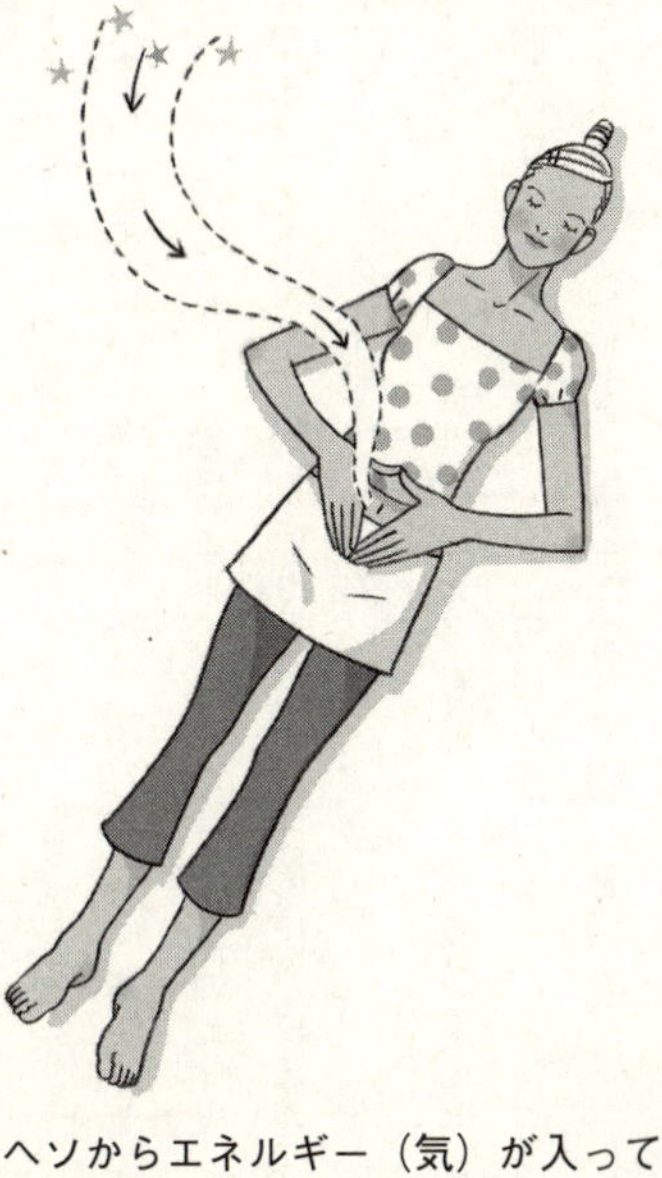

息を吸うときはヘソからエネルギー（気）が入ってきて、体の隅々まで届き全身の細胞が元気になっているとイメージする。
息を吐くときは栄養を吸収したあとの残りかすが出て行くようイメージする。
これをゆっくり10回程度繰り返す。

⑤丹田呼吸法

下腹部にある丹田にエネルギーを集め、集中力を高める呼吸法です。全身の気のバランスを整え、「上虚《じょうきょ》下実《かじつ》」の理想的な状態にすることを目指します。どんな場面でもあわてることなく、落ち着いて物事が判断できるようになります。

丹田《たんでん》とは、ヘソから握りこぶし1つ分ほど下の奥あたりの位置です。ここを意識しながら呼吸するのがポイントです。最初のうちは、丹田の位置に手を添えながら呼吸すると、意識が高まるかもしれません。

まず、いったん息を吐ききって、やや前かがみになった姿勢から息を吸いはじめます。このとき、下腹部からふくらんでいくように心がけてください。さらに吸ったところで姿勢を戻しまっすぐにして、息を保留して肛門を締め、吸った息で下腹部がふくらむようにします。これで丹田にエネルギーが充満します。息を吐くときは、腹、下腹、肛門の力のバランスをとりながら少しずつ吐いていってください。

◆丹田呼吸法

1 背筋を伸ばして正座するか、椅子に腰掛け姿勢を正す。いったん息を吐ききり、上体を少し前かがみにしてみぞおちをゆるめ、腹式で下腹部がふくらむように息を吸う（胃の部分＝上腹部がふくらむと十分に気が下がらないため、できるだけ下腹部をふくらませる）。

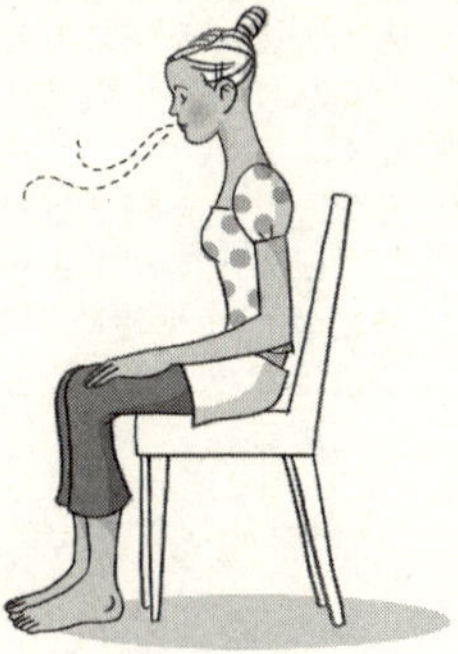

2 さらに息を吸い続けると胸が広がり、下腹部がへこみ出す。８割ほど吸ったところで鼻から少し息を抜いて胸の力を抜く。
腹に息を押し込むようにして息を保留しつつ肛門を締める（下腹部はゴムまりのような状態になる）。

このとき、丹田にエネルギーが充電されて温かくなってくるとイメージする。

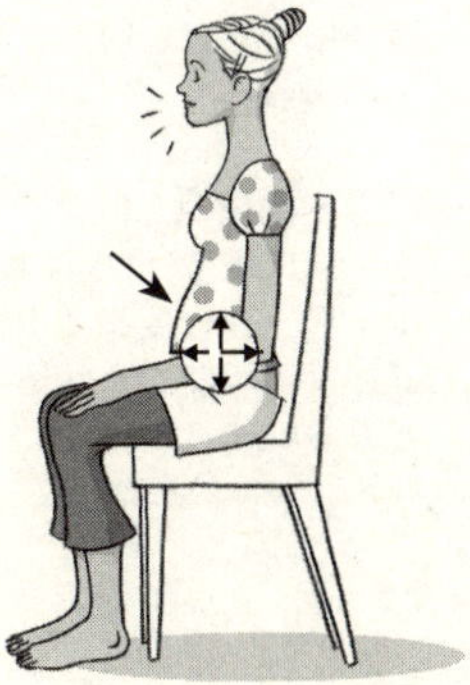

3 気を腹に押し込め、同時に肛門と下腹を締め、その三方の力のバランスをとりながら、ゆっくり息を吐いていく。
そのまま吐き続けると下腹がへこみ出すが、さらに吐き続け下腹を締めていき、9割ほど吐いたところで少し止める。

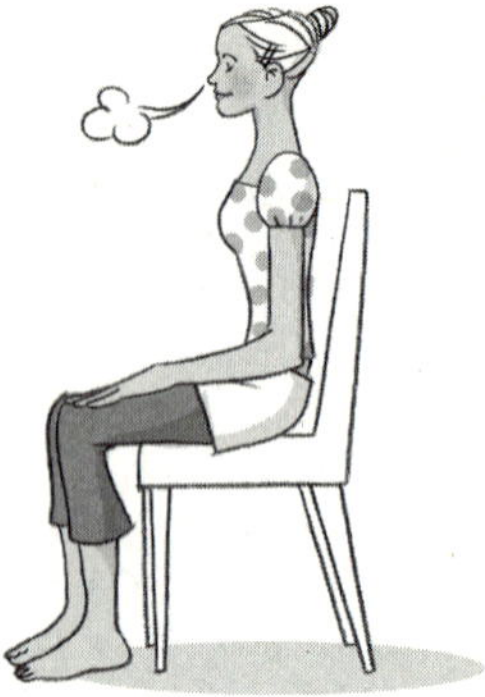

4 締め上げた下腹をゆるめ、再びゆっくりと吸息に移り、1に戻る。

吸息・保留息・吐息を1：1：1くらいからはじめ、1：2：2程度までのばしていく。可能なら保留息を4くらいまでのばす。

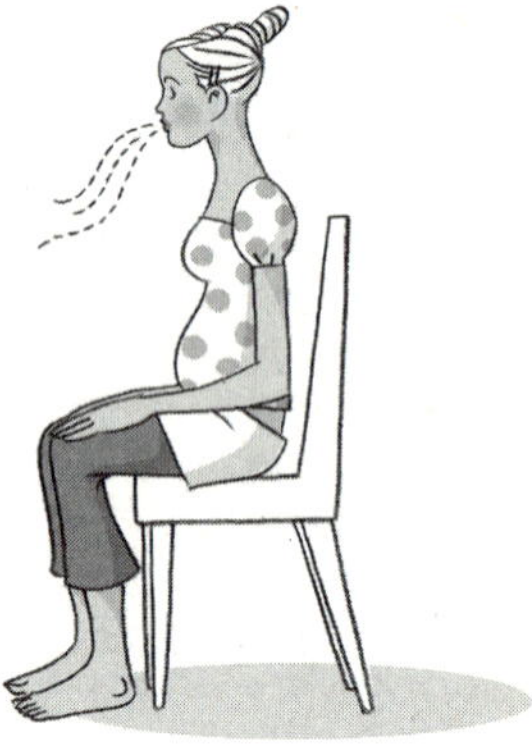

⑥完全呼吸法

上半身すべてを使っておこなう呼吸法です。難易度が高いのですが、この呼吸法ができると体全体がリフレッシュして、疲れた体も脳もよみがえります。毎日続けることによって免疫力が高まり、病気にかかりにくい体になることが期待できます。

基本的には「吸って、留めて、吐く」という順序です。ただ、息を保留しているときには、単に息をしないというのではありません。食べ物をよく噛めば栄養吸収しやすくなりますが、吸った空気からできるだけ多くのエネルギーを吸収するイメージを持ち、吐くときは残りかすのみを吐くようイメージします。日常の呼吸時、私たちの吐く息には酸素が17％ほど含まれています。つまり、空気中に21％ある酸素を十分に活用しているとはいえないのです。そこで、ここでしっかりと〝吸いとる〟ことによって、最大限に有効活用しようというわけです。

腹式呼吸と胸式呼吸を両方すれば完全呼吸だという人もいますが、そんなに単純ではなく、呼吸と意識を合わせることではじめて効果が出るのが完全呼吸なのです。

◆完全呼吸法

1　背筋を伸ばして正座するか、椅子に腰掛け姿勢を正す。手のひらは上向きにしてももの上に置く。息は鼻から吸い、口または鼻から吐く。腹部を引っ込めながら、肺に残った空気を全部吐き出すつもりで、ゆっくりと息を吐ききる。

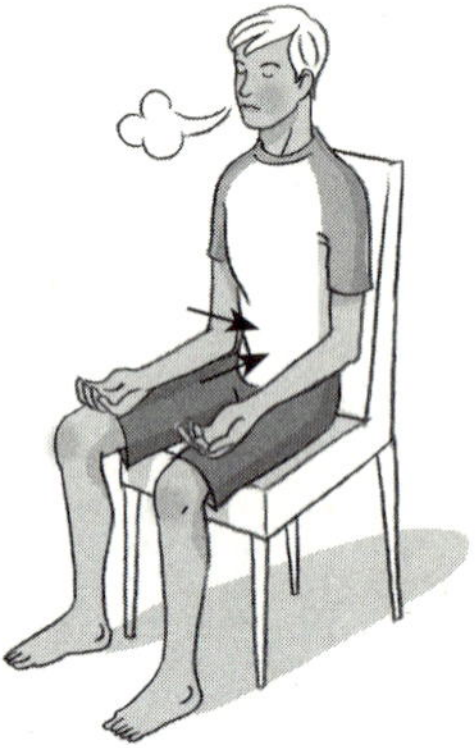

2　お腹の緊張を抜くと、自然に腹部がふくらみ、空気が入ってくる。

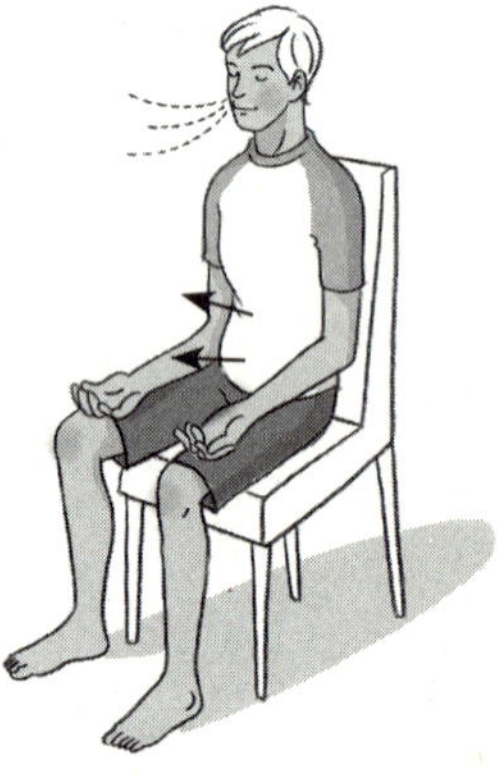

3 肋骨を左右前後に広げるイメージで息を吸い、さらに胸を持ち上げるようにして吸いきる。

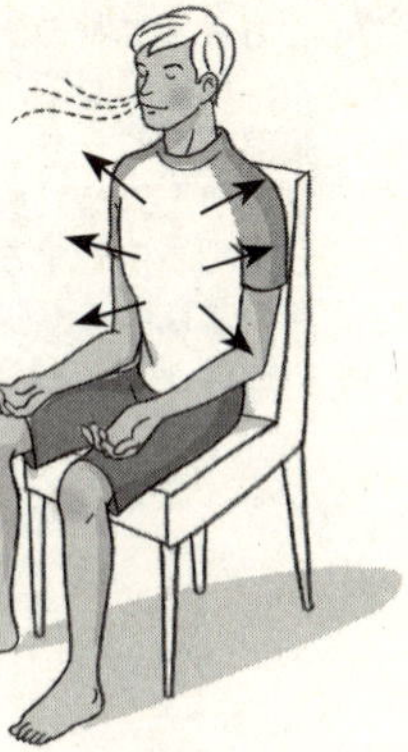

4 さらに胸を持ち上げるように吸い、鎖骨の真下まで息を吸い込む気持ちで吸いきる。

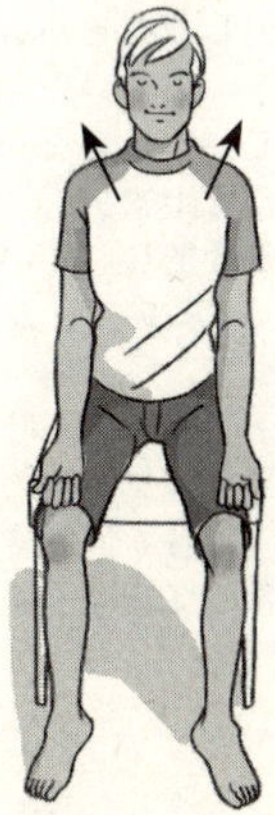

5 いっぱいに吸った空気を少しもらして胸の緊張をとると、横隔膜が下がり、再び腹部がふくらむ。この状態で肛門を締め、息を腹に押し込んで保留する（もらす息の量は胸に緊張が残らない程度、吸息の10～15%）。

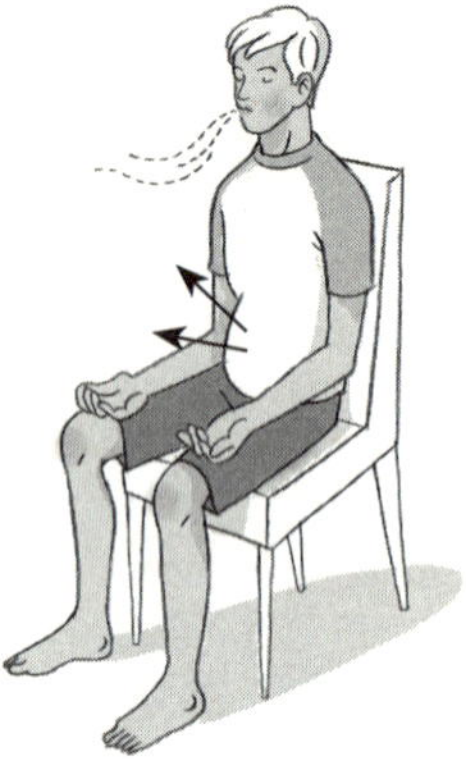

6 保留した力をゆるめ、息が一気に出ていかないようにして、同じ量を同じペースで吐き出す。
ある程度吐いていくと出にくくなるので、意識的に絞り出すようにさらに吐く。

80～90%ほど吐いたところで、腹を締めた力をゆるめ、背骨を伸ばすと自然に吸息に交替する。

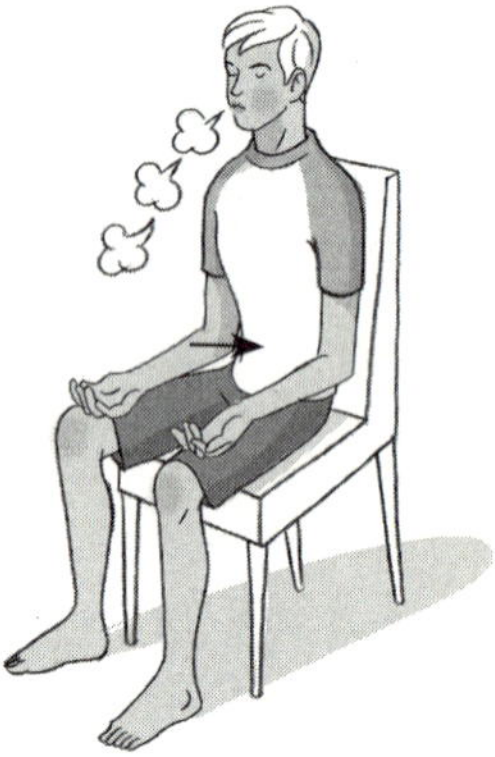

基本の「指ヨガ呼吸法」

「指ヨガ呼吸法」は、日常生活のあらゆる場面で体と脳に効果をもたらしてくれる健康法です。

もちろん、不眠症解消、禁煙、腰痛解消など、特別な目的のための指ヨガ呼吸法もあります。それについては、３、４章で紹介します。

でも、そうした効果を絞ったものだけでなく、誰にでも広く効果をもたらしてくれる基本の「指ヨガ呼吸法」があります。続けていると、体が疲れにくくなったり、心のストレス耐性が高まります。

具体的には、中指を反らすことによって体をやわらかくしたり、指をこすったり指のあいだを広げることによって血流をよくすることができます。こうした基本的な「指ヨガ呼吸法」の動作をいくつかまとめて、時間がないときにおすすめの１分コースと、より効果を実感できる10分コースの２つのコースをつくってみました。

入門編として、まずこの２つの「指ヨガ呼吸法」を紹介しましょう。

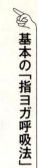

「指ヨガ呼吸法」1分コース——忙しい人におすすめ

いつでもどこでも、合間の時間にできる「指ヨガ呼吸法」の基本コースです。電車のなか、会社のデスクなど、気分転換をかねて、1分程度（片手）でできます。「指ヨガ呼吸法」の効果を実感するには、時間をかけて全部の指を対象にしたほうがいいのですが、短時間で収めるには、もっとも効果的な指を選べばいいわけです。

それが中指です。中指は首や背骨及び循環器系など、体の中心に対応している指です。ですから、中指だけでもじっくりとねじったり、もんだり、反らしたりすることで、体全体に大きな影響を与えてくれます。

くれぐれも、呼吸を合わせることを忘れずに。動作に集中していると、呼吸を忘れて息を止めがちです。そして、息を吐くときに力を入れ、息を吸うときに力を抜くようにしてください。1分コースだけでも、手がすぐに温かくなり、血流が活発になったことが実感できるでしょう。片手だけでも効果はありますが、両方の手をやるのがおすすめです。

◆「指ヨガ呼吸法」1分コース

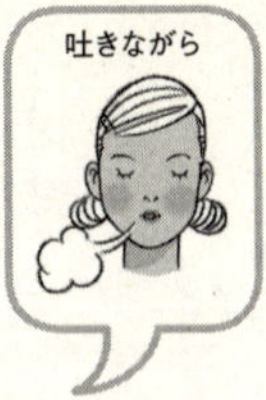

1 中指の第一関節近くをつまみ、グリグリと左右に20回ねじる。

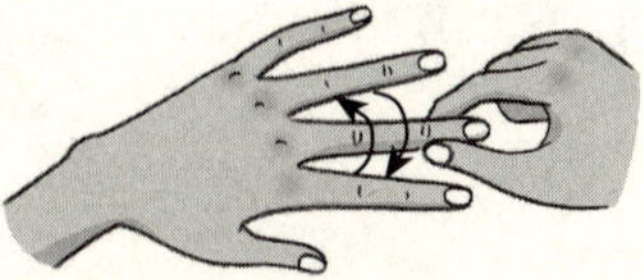

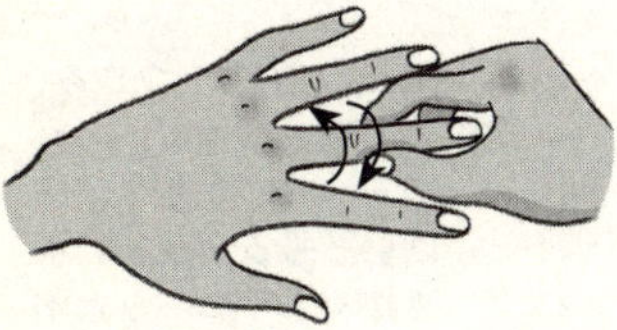

2 1と同様に、中指の第二関節近くをつまみ、左右に20回程度ねじる。

3 中指の爪先をはさみ、指の付け根を起点に、大きくゆっくりと左右に20回程度まわす。

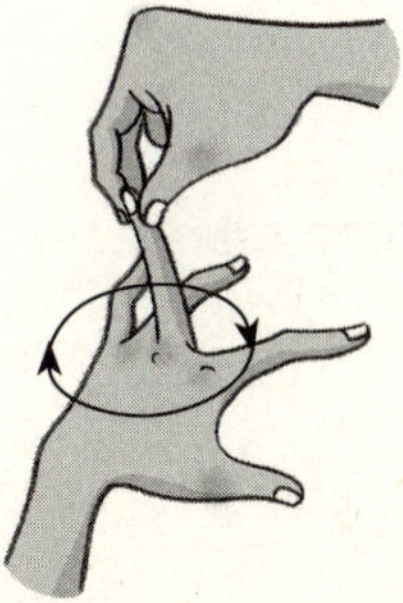

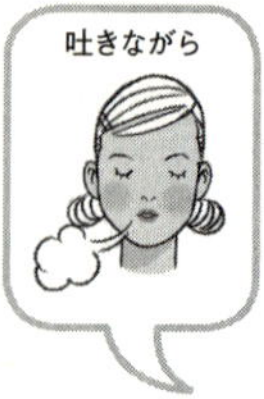

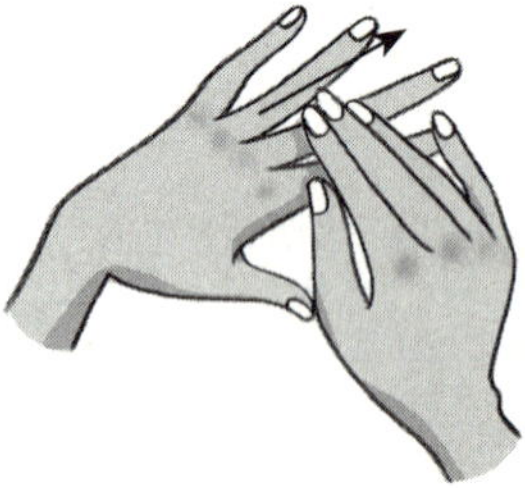

4 中指の背を付け根から指先まで、30往復程度こする。

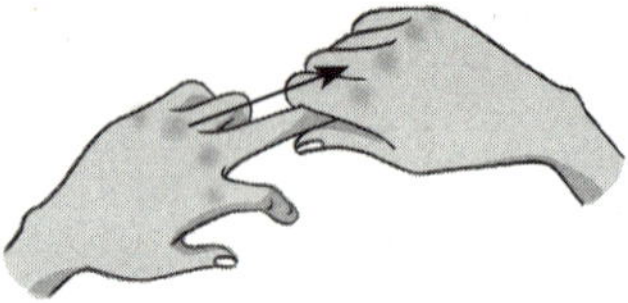

5 中指の根元をつまみ、先のほうへ伸ばすようにずらしながら1、2回引っ張る。最後に引き抜くようにパッと離す。

6 中指の関節を曲げて、内側に折り込む。

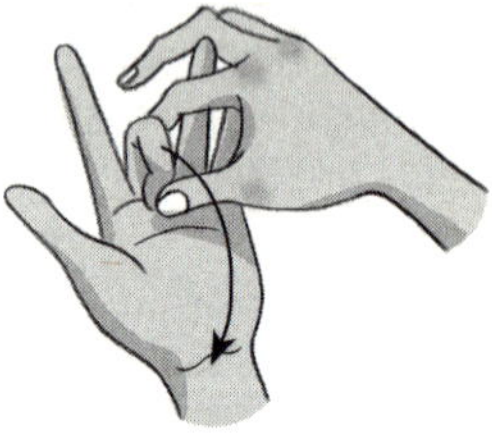

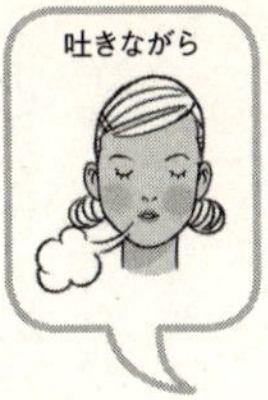

7 手のひらを上に向け、中指を手首ごと３回ほど反らせる。

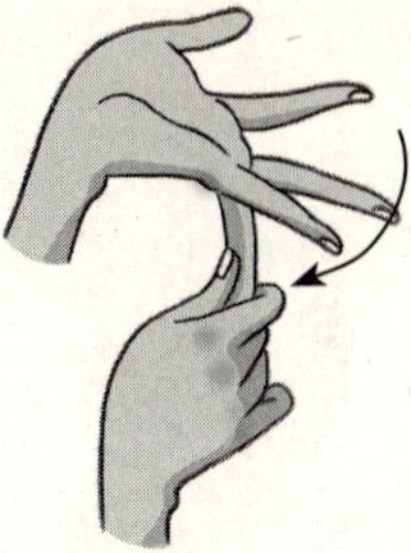

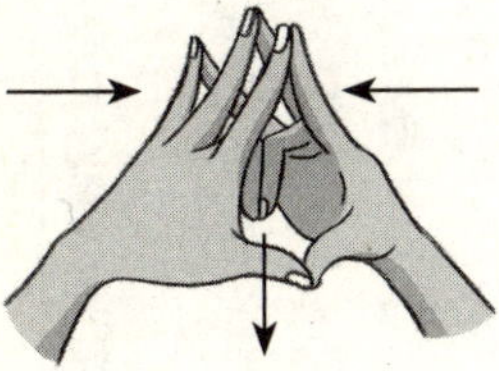

8 両手の中指のみ第二関節で曲げて両手を合わせ、中心に向けて左右から力を入れる（中指の先は下向き）。

9 中指のみ伸ばして両手を合わせ、中心に向けて左右から力を入れる。

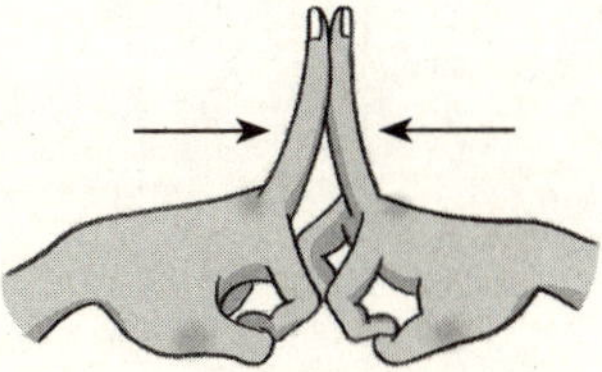

「指ヨガ呼吸法」10分コース――より効果を実感したいときに

「指ヨガ呼吸法」を毎日の習慣にすれば、心身ともに快適な日々を過ごせます。
1分コースをやっただけでも、血流が活発になって気分が晴れやかになったと思います。できれば、10分コースを毎日の習慣にして、少なくとも1日に1回はやってみてください。ストレスをため込むこともなくなり、肩や首のこりに悩まされる頻度も格段に減ってくるはずです。

10分コースでは、1分コースで用いた中指だけでなく、全部の指に対して同じことをします。その順番は、中指からはじめて、人差し指、薬指、親指、小指というように、外側に向けていくのが効果的です。

そして、指への刺激だけでなく、指開き、手のひらもみ、手の甲もみをおこないます。イラストの最後にある親指の付け根の手の甲側には、合谷《ごうこく》というツボがあります。首や肩がこりやすい人は、ここを念入りにもむとよいでしょう。

◆「指ヨガ呼吸法」10分コース

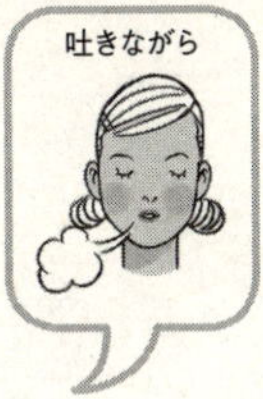

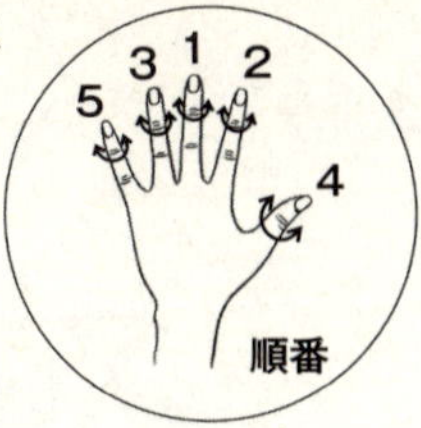

①指まわし

1 各指の第一関節近くをつまみ、左右に10回ほどまわす。

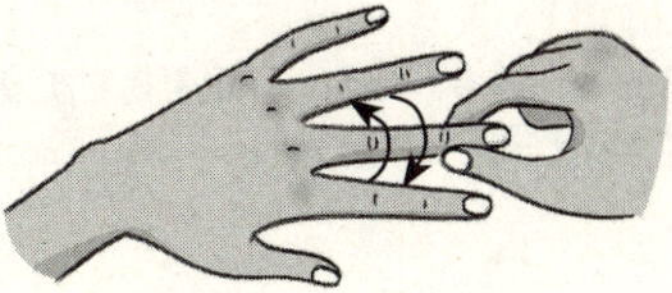

2 各指の第二関節近くをつまみ、左右に10回ほどまわす。

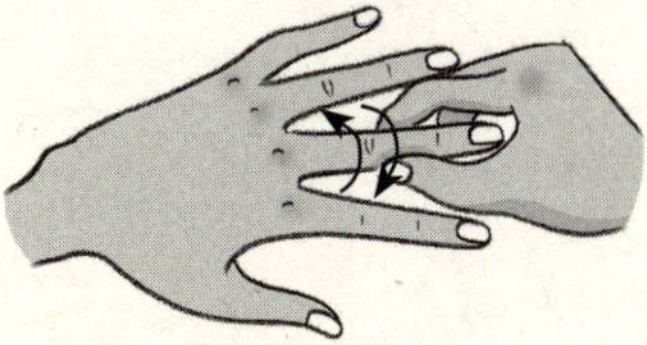

3 各指の付け根近くをつまみ、左右に10回ほどまわす。

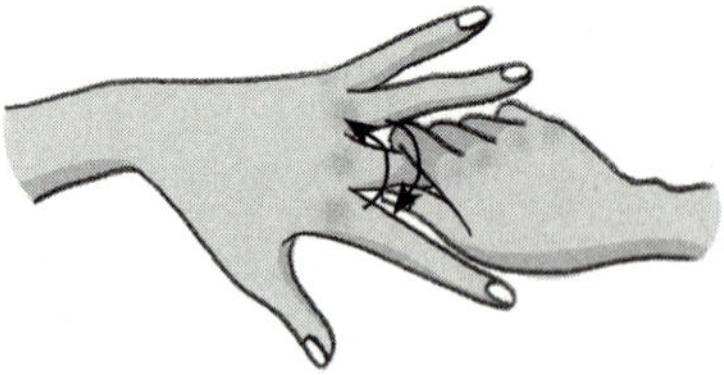

4 各指の爪先をはさみ、指の付け根をゆっくりと円を描くように大きく10回ほどまわす。

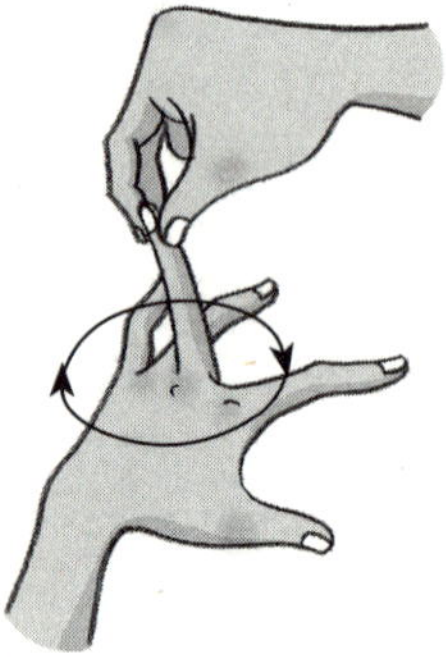

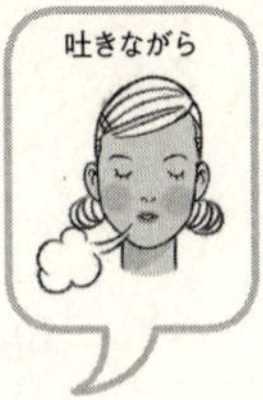

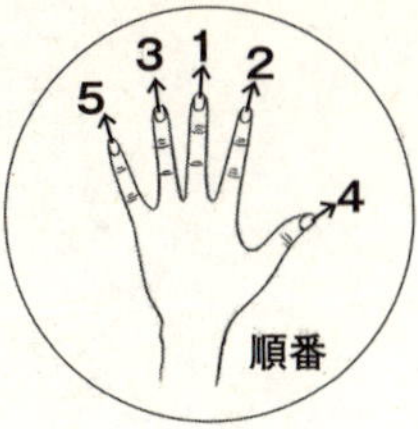

②指つまみ、指伸ばし

1 各指の側面をつまみ、付け根から先端まで、少しずつポイントをずらしながらもんでいく。

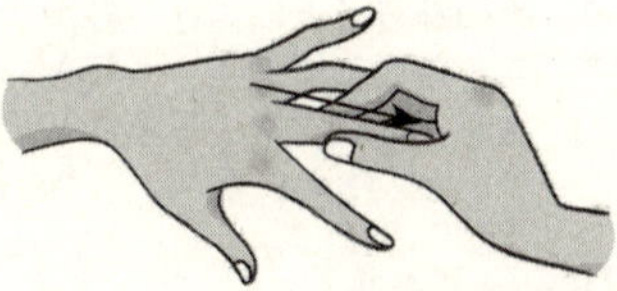

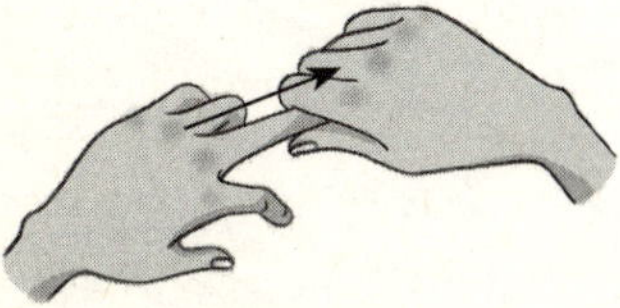

2 指の先までずらしたら、指全体を引っ張るように伸ばす。

3 最後は引き抜くようにパッと離す。

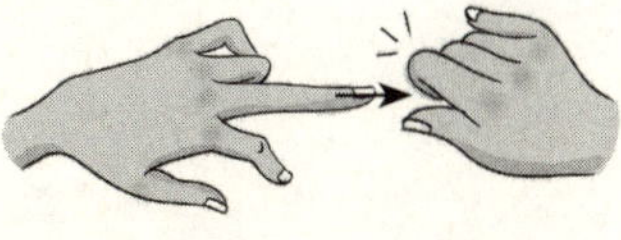

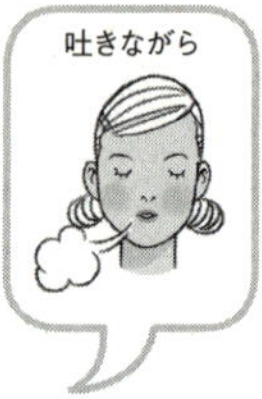

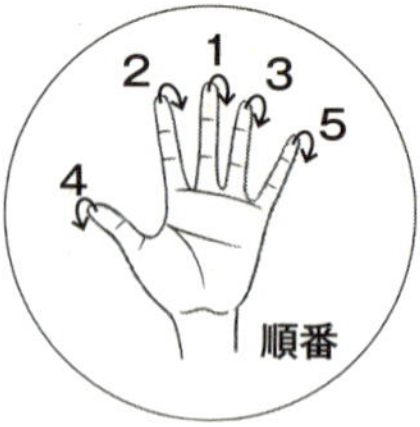

③指反らし

1 手のひらを上に向け、各指を手首ごとに1回ずつ反らせる。そのまま一呼吸保ってから、もとに戻す。

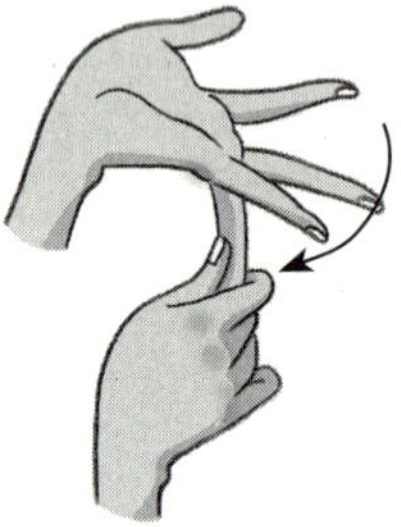

2 手のひらを下に向けておこなってもよい。

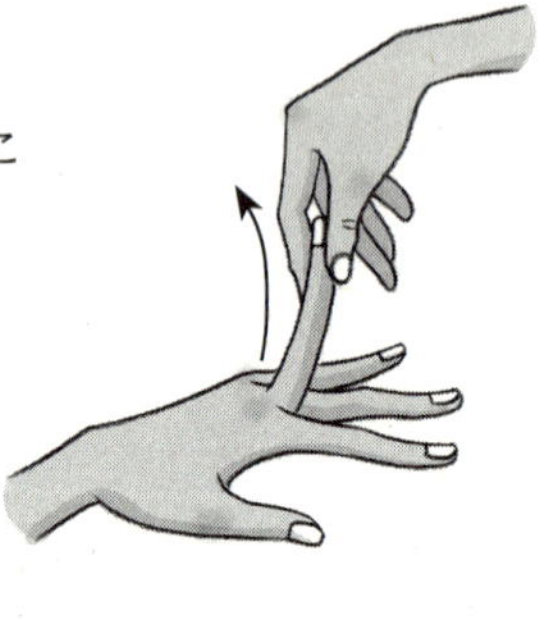

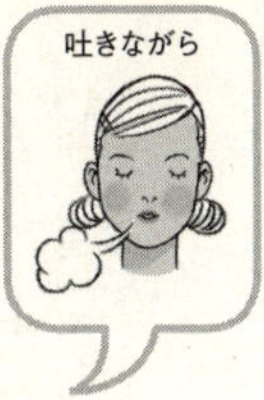

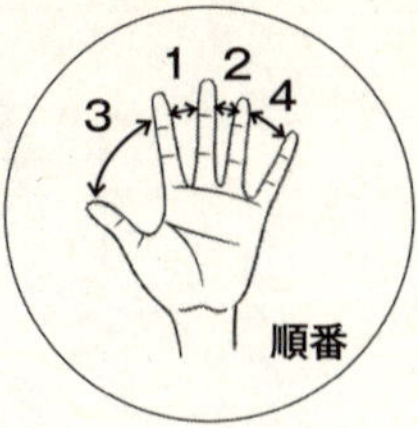

④指開き

1 反対側の手首を使って、指と指のあいだを広げる。同様に各指のあいだを広げていく。

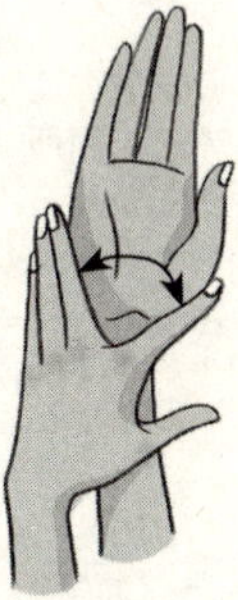

2 最後に親指を付け根から横に反らせる。

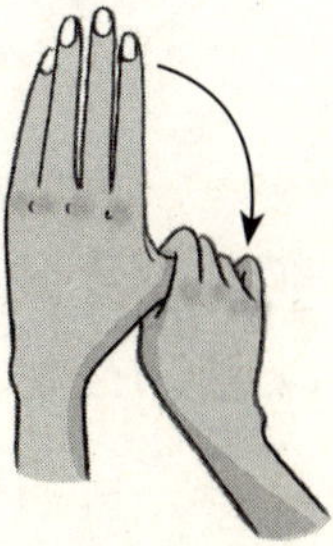

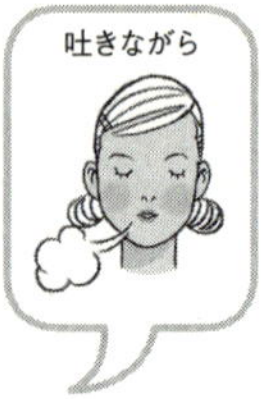

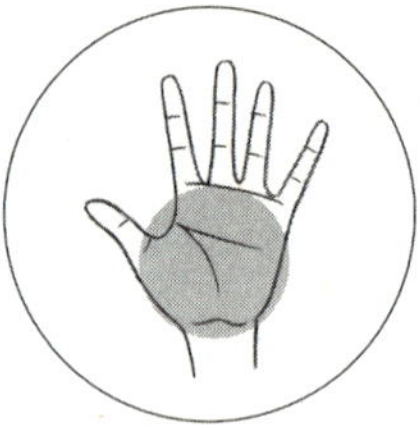

⑤手のひらもみ

1 手のひらを図のように9等分にして、1箇所2～3回ずつ押圧しながら、少しずつポイントをずらし、手のひら全体をもんでいく。

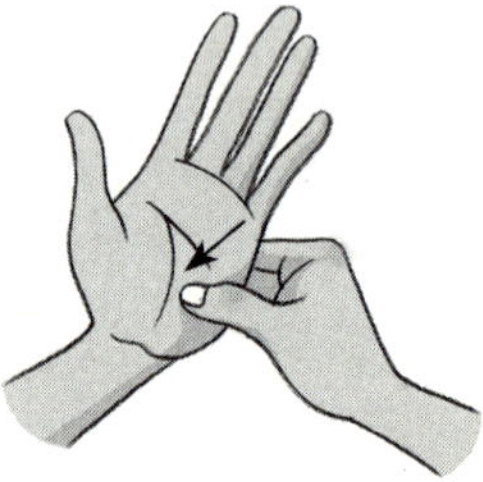

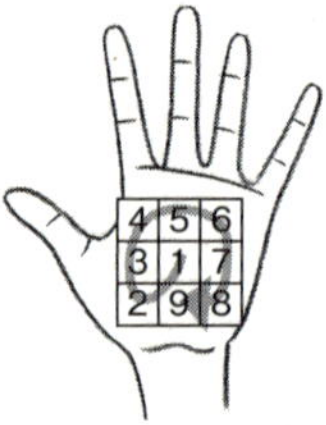

2 親指の付け根部分は、排泄に深く関係しているので、とくに念入りにもむとよい。

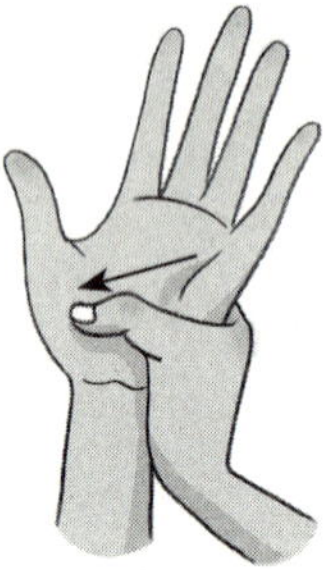

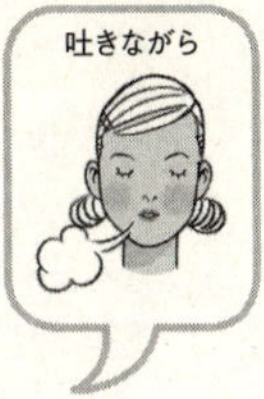

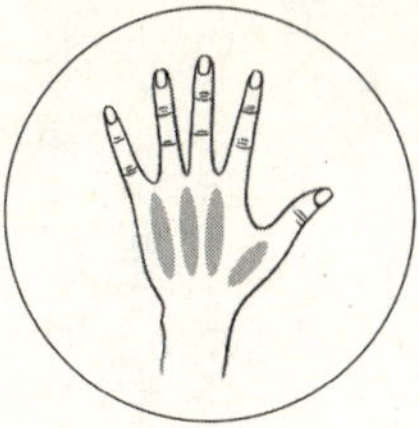

⑥手の甲もみ

1 各指のあいだを広げ、付け根側から指先に向かって少しずつポイントをずらしながら、骨と骨のあいだを指圧していく。

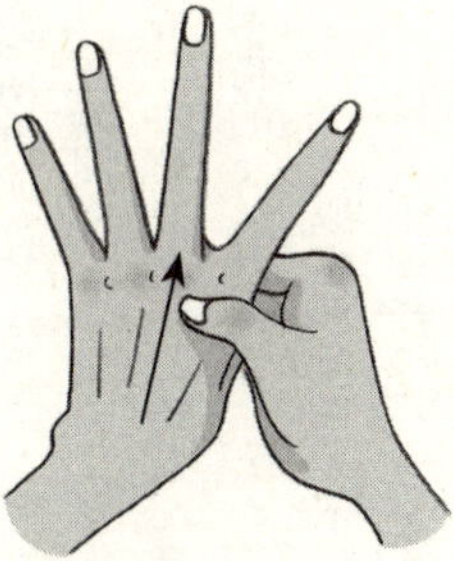

2 親指の付け根部分は、とくに念入りにもむとよい。

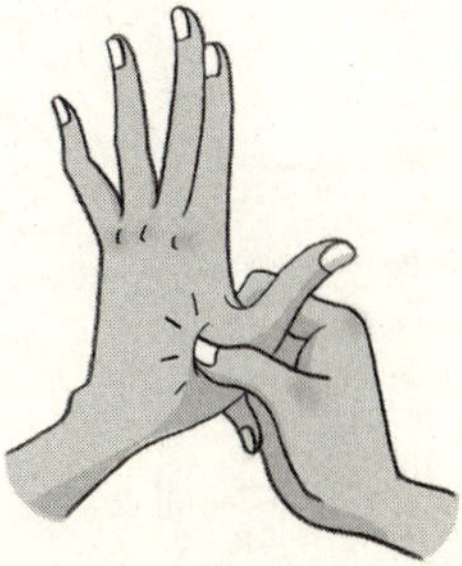

「指ヨガ呼吸法」をやっていいとき、いけないとき

忙しい人ほど、疲れがスッキリとれないまま毎日を過ごし、我慢できなくなったらマッサージに駆け込む……といったことになりがちです。

疲れやこり、痛みというのは、たくさんたまってからとろうとすると、非常に時間がかかるものです。

しかし軽い段階ならば、少しやるだけですぐとれます。毎日のなかのちょっとした隙間時間を見つけて、「指ヨガ呼吸法」をおこなうのがおすすめです。

長時間じっくりやるより、短時間でもこまめにやるのがコツなのです。

とくに朝起きたときや入浴中におこなうと効果が高まります。朝目が覚めて間もないときは、まだ体も脳も本格的な活動状態に入っていません。基本の「指ヨガ呼吸法」をすることで、少しずつ体や脳を活動モードにもっていくことができます。

一方で、「指ヨガ呼吸法」には自律神経のバランスをとる効果がありますので、体や脳が興奮状態にあるときは、反対にそれを冷ますことも期待できます。ですか

ら、夜になってもなかなか寝付けないときにおこなうのもよいでしょう。入浴中や風呂上がりは、全身の筋肉がゆるんでいて血行もよくなっているので、指ヨガの効果が倍増します。全身浴をしなくても、手湯や足湯でも結構です。

食後すぐは避けてください。1時間以上経ってからが理想です。ただし、軽い食事なら30分後くらいでもよいでしょう。

また、「指ヨガ呼吸法」をはじめる前に、深呼吸などで呼吸を整え、気持ちをリラックスさせてください。そして、繰り返しになりますが、呼吸を合わせることを忘れないように。先ほど紹介した「基本の指ヨガ呼吸法」ならば、一般的な腹式呼吸と組み合わせれば十分です。その場合でも、息を吐くことを意識してください。息を吐くときに指や手に力を入れて、息を吸うときに力を抜きます。

押したり反らしたりする際には、はじめから力を入れすぎないようにしましょう。個人差がありますので、気持ちいいと感じるくらいの回数や強さを自分で感じながら実行してください。痛いのを我慢していると逆効果になってしまいます。「ちょっと痛いけれども気持ちがいい」という「痛快」だと思えるくらいの強さが最適です。もちろん、皮膚を傷つけないように爪は切っておいてください。

基本的には、無理をしないで曲げたり押したりする限りは、血流をよくしたり、体の柔軟性を増したりする効果が得られます。

「痛気持ちいい」ポイントを見つけるには

1章で、「指ヨガ呼吸法」の刺激ポイントの目安になる、「手と全身の相関図」をご紹介しました。これを見ていただければわかるように、たとえば右の肩がこっているというときには、

・右手の中指と薬指のあいだ
・左手の人差し指と中指のあいだ

の2つの刺激ポイントがあります。

このとき、両方押してみて、より痛気持ちいいほうが効果のあるポイントとなります。

さらにいえば、押してみたとき痛気持ちよく感じるのが、

・右手の中指寄りなのか、薬指寄りなのか

・左手の人差し指寄りなのか、中指寄りなのか

といった違いもあります。

このように一口に「肩こり」といっても、痛気持ちいい場所は人によって違いますし、同じ人でも日によって変わることはよくあります。

また、「手と全身の相関図」にある位置が、必ずしも自分の手の位置とピッタリ合うとは限りません。手や足のツボを解説している図なども同様です。そうした図やイラストにとらわれないようにしてください。

相関図は解剖図とは違います。大切なのは、自分で触ってみて「ここだ」と感じる場所を見つけることです。それが、自分の感性を育てていくのです。

「眼ヨガ」「耳ヨガ」を組み合わせてさらに効果アップ！

3章では体の不調に効く「指ヨガ呼吸法」を、4章では心のトラブルや悩みに効く「指ヨガ呼吸法」を、症状別に紹介していきます。

「指ヨガ呼吸法」は、痛みやこりといった体の不調や不定愁訴に優れた効果を発揮

します。これまで書いてきたように、手や指の各部分は体全身に相応しており、不調のある部分を刺激することによって症状を緩和する働きがあるからです。

もちろん、不調のない人にとっても「指ヨガ呼吸法」は効果の高い健康促進法です。外部からやってくる病原菌やウイルスに対する抵抗力を高め、疲れにくく免疫力の高い体にしてくれるからです。

そして誰よりも「指ヨガ呼吸法」を実践してほしいのが、メンタル面で悩みを持つ方です。近年は、経済状況や雇用状況の悪化によって、精神的に追い詰められてうつ病やうつ状態に悩まされる人が増えてきました。また、一日中パソコンやスマートフォンなどのＩＴ機器に振り回されているために、上半身に気が偏りすぎる人も多く見られます。

すでに説明したように、手は脳の働きと密接な関係を持っています。症状や気分に合わせた「指ヨガ呼吸法」で、手や指を刺激することで脳の神経をうまく刺激してメンタル面での不調を解消できるのです。

あわせて、３章と４章では、体と心の不調に効く「眼ヨガ」「耳ヨガ」もご紹介していきます。

パソコンやスマートフォンなどで眼を酷使している時間が長くなり、疲れ目や早すぎる老眼に悩む人が増えています。そのような人は眼ヨガも取り入れると効果的です。

メンタルとの関係では、「眼は心の窓」といわれるように、眼には心の緊張や弛緩状態があらわれています。また、体との関係で見ると、頭蓋骨はひとつの骨でできているのではなく、いくつもの骨が組み合わさってできています。体がゆがんだりこったりすると、この縫合にも小さなずれが生じてきます。そこで、たとえば眼のまわりの頭蓋骨を整えると、眼だけではなく首まわりや腕がラクになるのです。

ここにも「部分と部分の相互関係」があります。

「部分と部分の相互関係」は、耳にも見られます。次ページの図のように、下側が頭に対応し、上部が足に対応しています。耳もまた、全身の縮図というわけです。

ふだん耳を触ることはほとんどないかもしれませんが、耳をゆっくり引っ張ったりほぐしたりすると、リラックスしてきます。また、肩や腰がこっているときに対応する耳のポイントを刺激すると、こりや痛みが改善されます。

それぞれの不調に応じて、実践していってください。

耳と全身の相関図

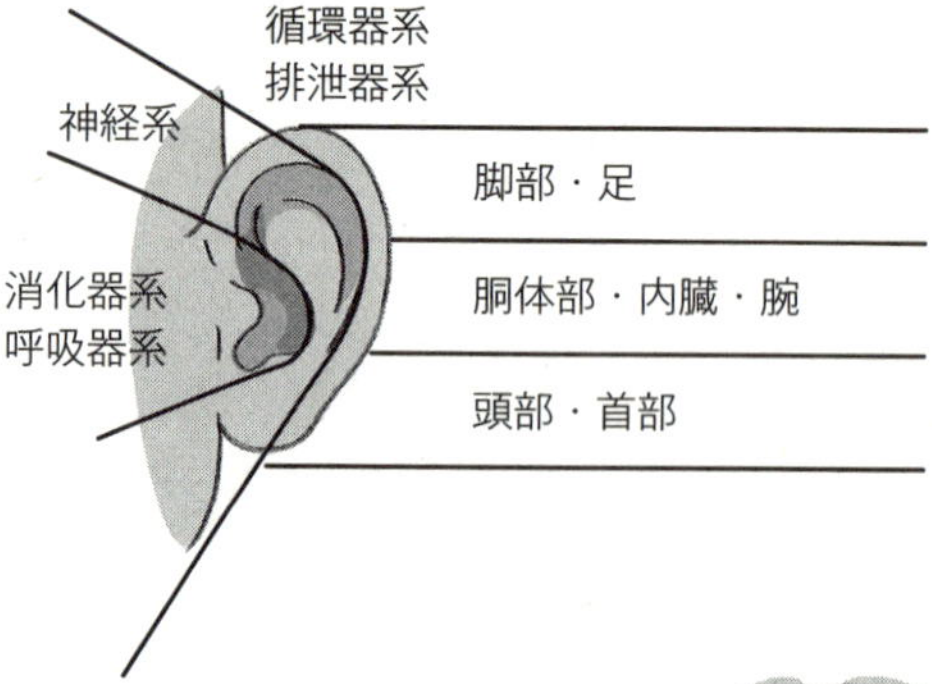

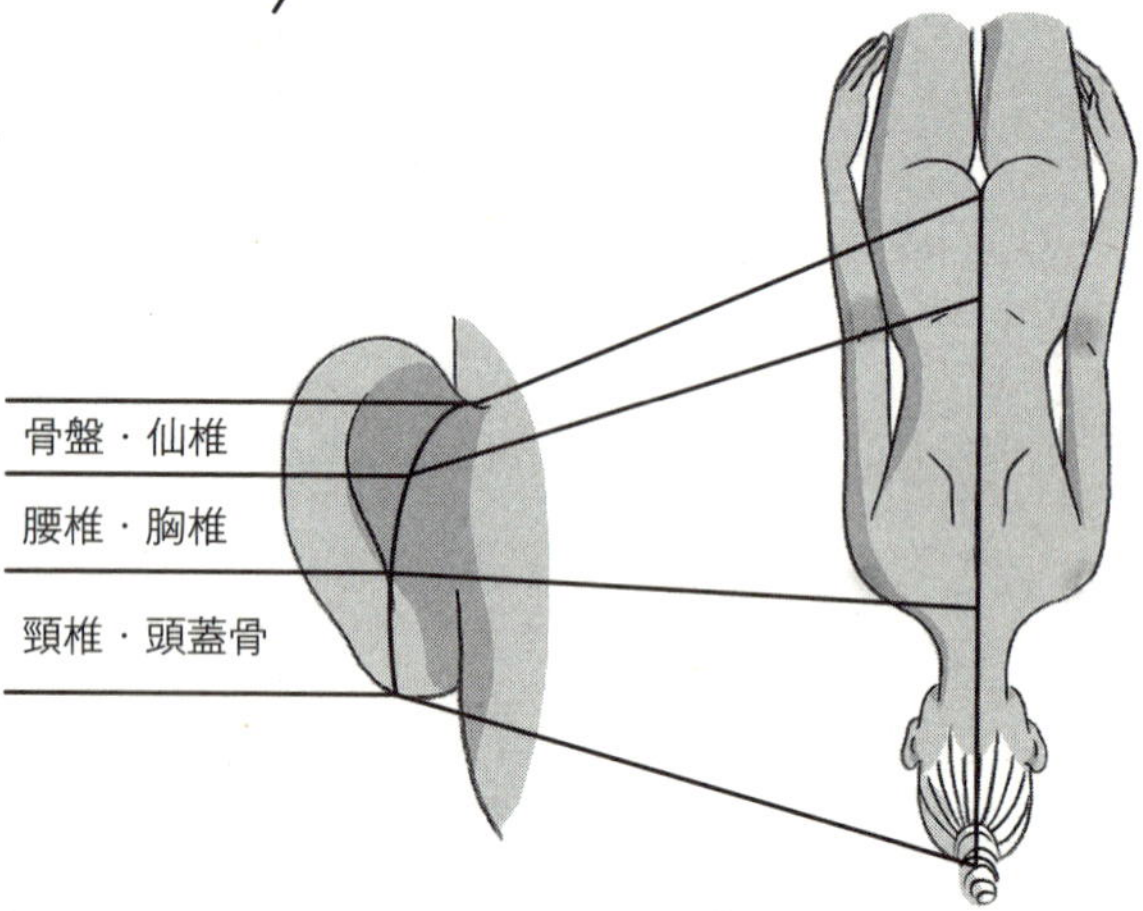

3章

体がラクになる！
〈症状別〉指ヨガ呼吸法

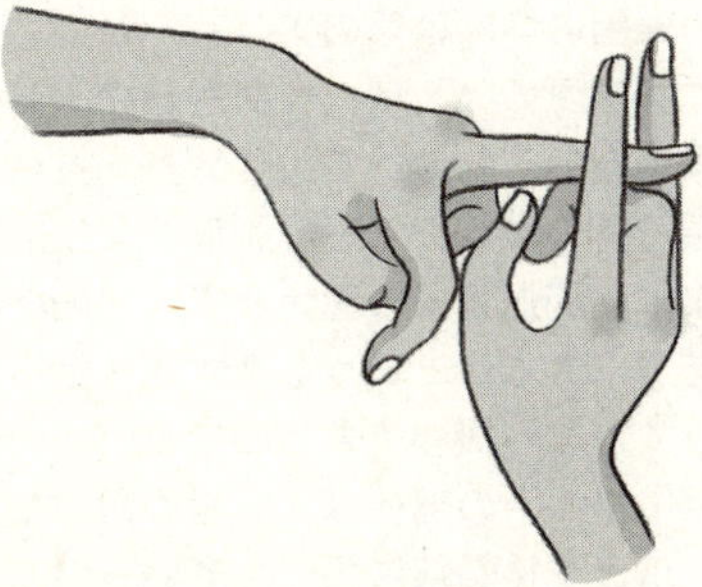

頭痛

刺激ポイント

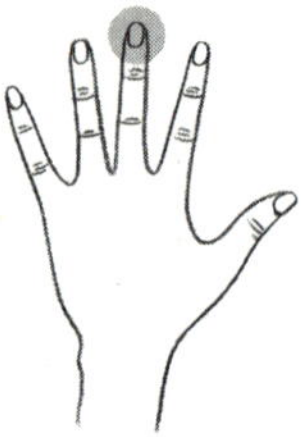

対応箇所

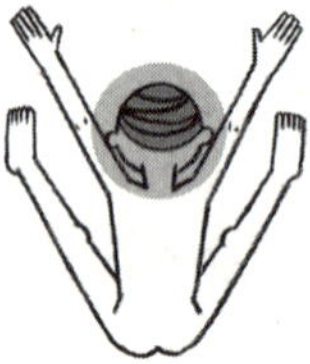

頭痛の原因の多くは気のアンバランスにあります。西洋医学風にいえば、自律神経のアンバランスで偏頭痛を起こしている人は数多く見られます。また、頭蓋骨のずれによって頭痛が発生する場合もあります。脳血管系の重大な疾患や脳腫瘍などの病気を別にすれば、こうした頭痛は指ヨガ呼吸法によってかなり緩和できるのです。

脳に相応する手の部分は、中指の指先と第一関節付近。爪側が後頭部に相応しているので、この付近を刺激してもみあげるのが効果的です。

あらかじめ、浄化呼吸法をやっておくとより効果が高まります。頭痛の痛みを吐き出すイメージで浄化呼吸法を実践してみてください。

指ヨガの前に、頭の痛みを呼気と一緒に吐き出すイメージで「浄化呼吸法」（2章参照）をおこなうと効果的。

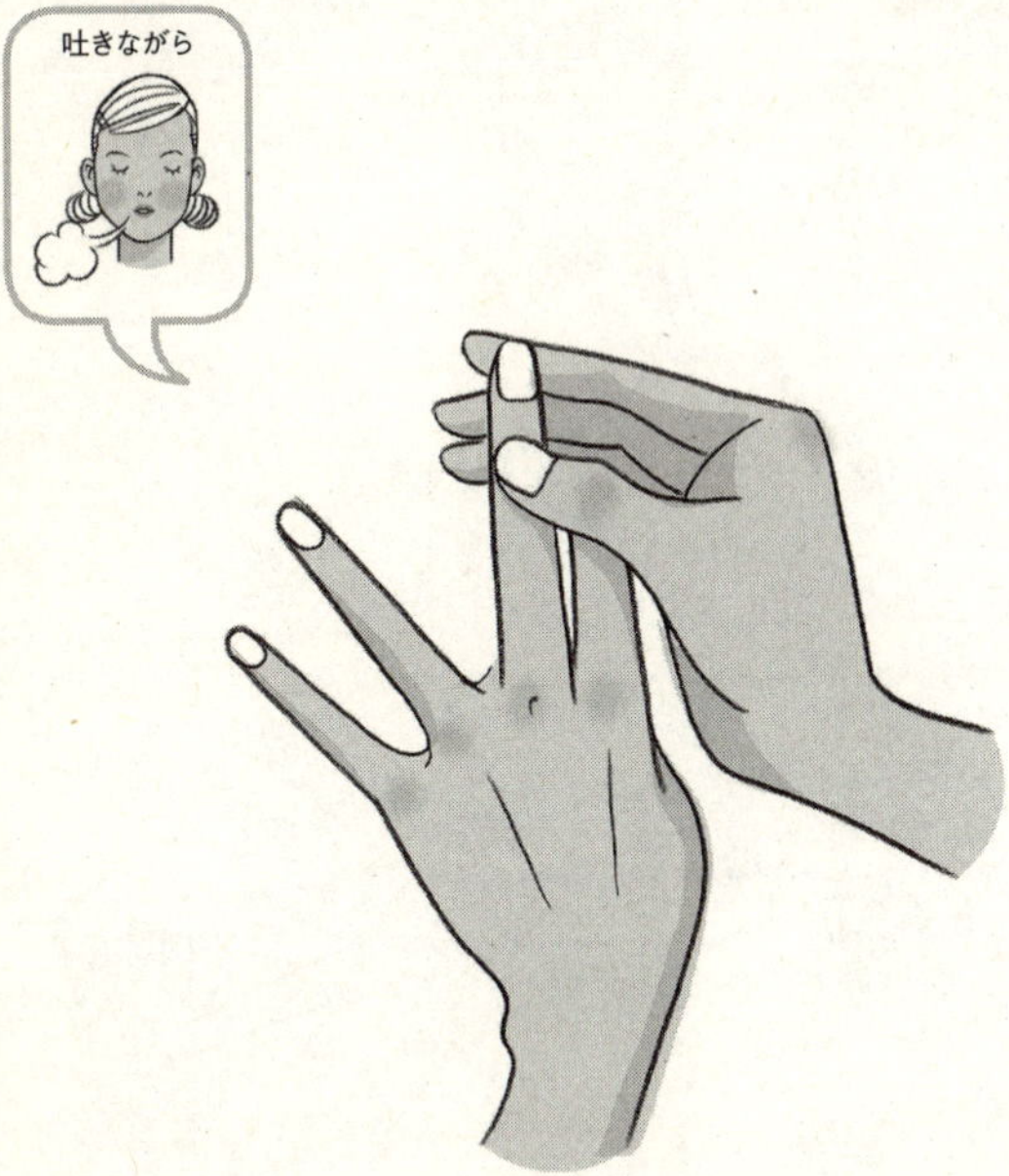

1

中指の第一関節から指先に向けて、押し上げるように、少しずつずらしながら指圧する。より痛いところを重点的にもむ。

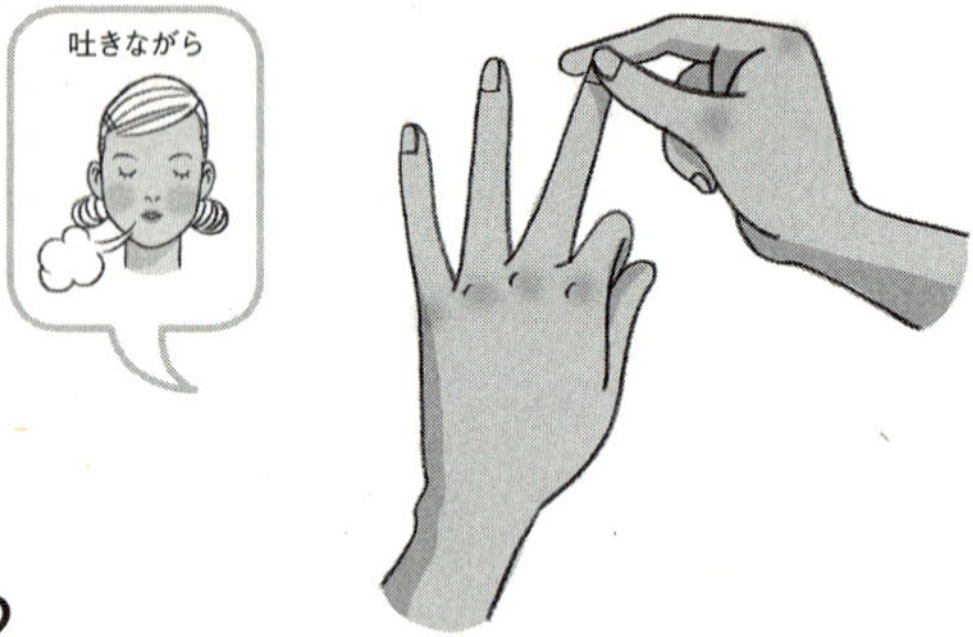

2

後頭部が痛い場合は、爪の部分をよくもむ。

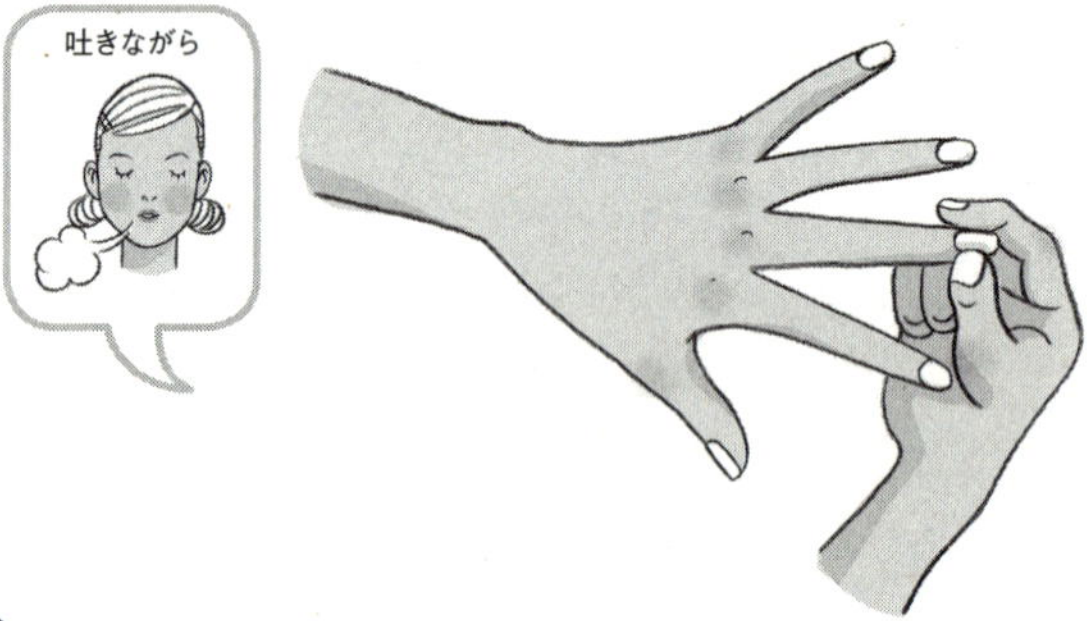

3

こめかみあたりが痛い場合は、指の両側をよくもむ。

頭痛に効く耳ヨガ

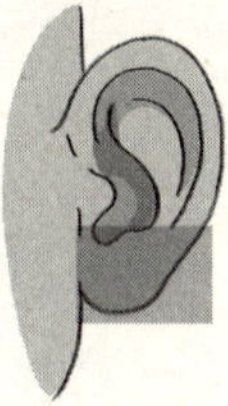

頭痛の場合、耳の下部を刺激することで、頭部の気の巡りをよくします。

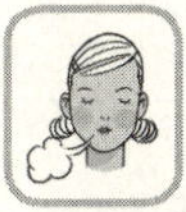

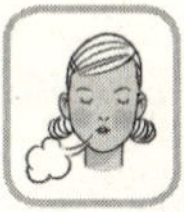

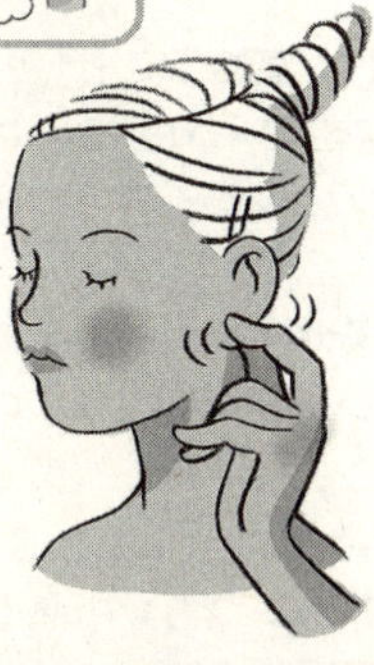

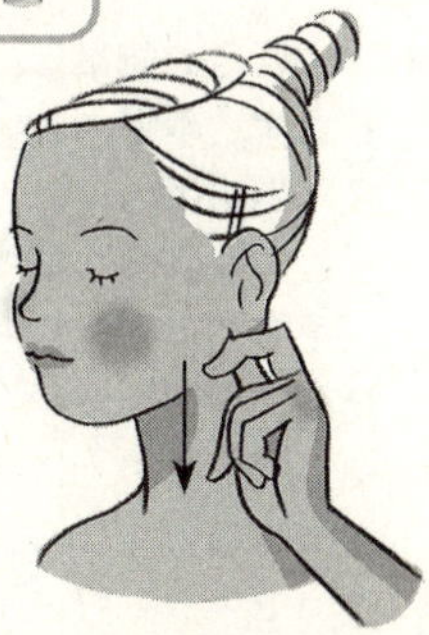

1 息を吐きながら、両側の耳の下部（耳たぶ）をもむ。痛いところを重点的にもむとよい。

2 息を吐きながら、耳たぶを下方向に引っ張る。

疲れ目

刺激ポイント

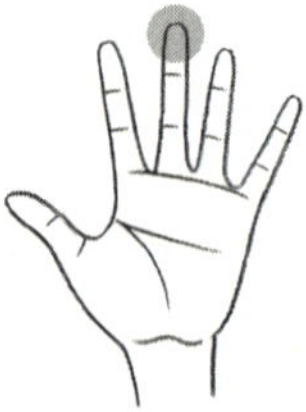

対応箇所

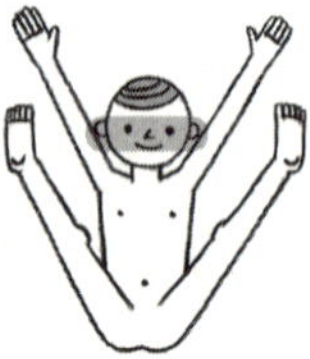

疲れ目の対策は、眼への血行を高めることにあります。中指の腹側が顔に相応しており、さらに眼は中指先の指紋部分の少し上に当たるので、まずここを刺激します。

そして、何よりも癒やし効果の高いのが、手のひらで眼を覆う照《しょう》気《き》法。ポイントは、手のひらの中央部を眼の上に持ってくること。そして、口から眼の疲れを出すイメージでゆっくり息を吐き、次いで手から眼にエネルギーを送るつもりで息を吸います。この呼吸を数回繰り返してください。

そのあとで、照気法をした眼としていない眼の見え方を比べると、明らかな違いがわかります。

疲れ目と同時に首がこっている場合は、首こり改善の指ヨガ呼吸法もおこなうとよいでしょう。

指ヨガの前に眼の疲れを呼気と一緒に吐き出すイメージで「浄化呼吸法」（２章参照）をおこなうと効果的。

1

中指の第一関節から先端部分に向けて、押し上げるように、少しずつずらしながら指圧する。より痛いところを重点的にもむ。

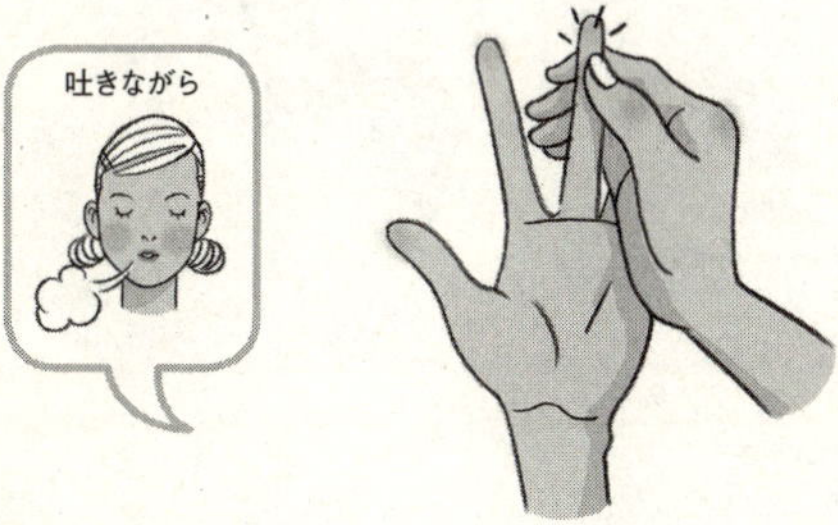

2

中指全体をもみほぐす。

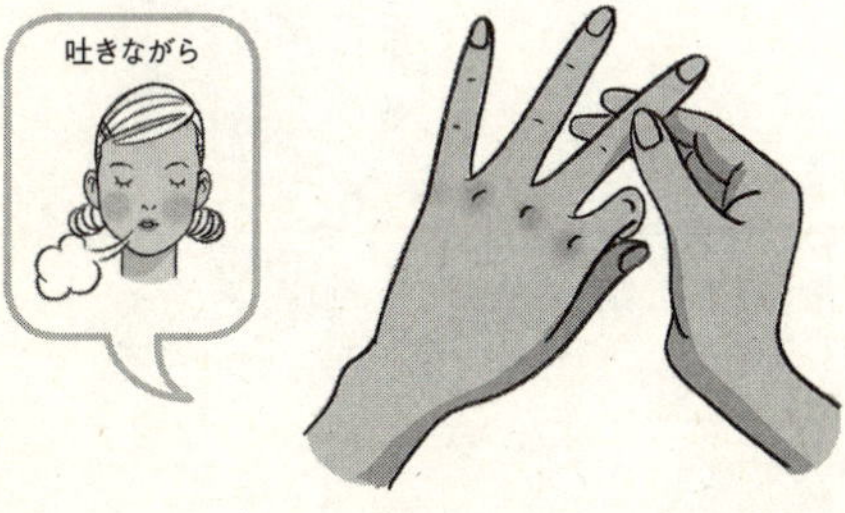

疲れ目に効く眼ヨガ

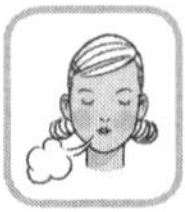

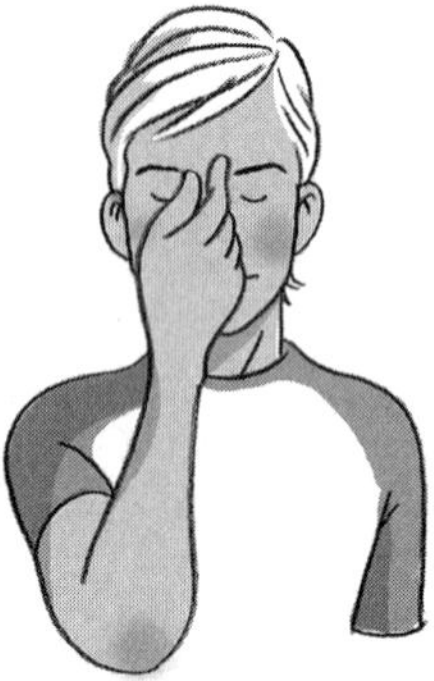

1 眉毛の付け根の部分の骨を、親指、人差し指を使って押してもむ(左右それぞれ10回)。

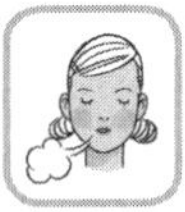

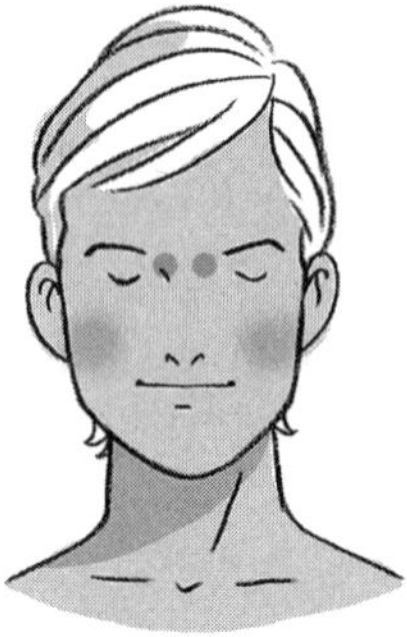

2 首もつらい場合は、眼と鼻の付け根のあいだを、親指と人差し指を使って押してもむ。

〈照気法〉

手のひらで片眼をお椀のように覆って、その手を通して眼にエネルギーを送っている様子をイメージしながら、呼吸を繰り返す。

照気法をおこなったあと手を外してみると、隠していた眼のほうがものの見え方や色が鮮やかになります。本来は両眼を隠して同時におこないますが、片眼ずつ試して見え方の違いを感じてみましょう。慣れてきたら両眼同時におこないます。

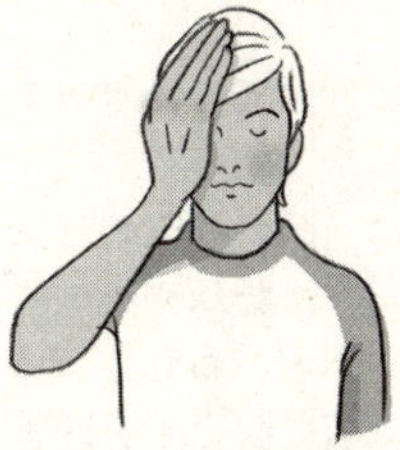

注意点

手の位置が下すぎないように、手の付け根が頬骨に当たるようにすること(手のひらの中央が目玉の真上にくる)。

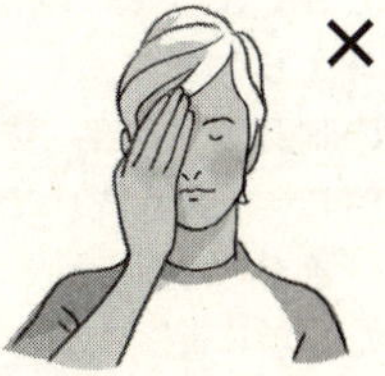

老眼

刺激ポイント

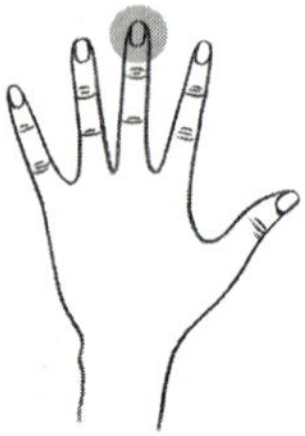

対応箇所

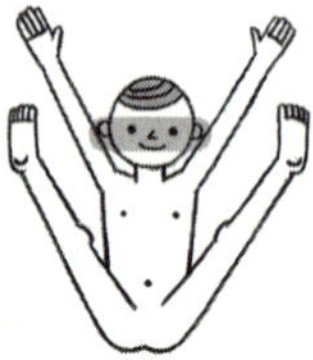

加齢に伴い進む老眼ですが、進行の早い人と遅い人がいます。

老眼は、眼の筋肉のピント調節がうまくいかなくなったり、眼球や眼球移動筋肉群のこりや血行不良が原因といわれています。ということは、血行をよくして眼に十分酸素がいき、老廃物を早く排出できるようになれば、老眼の進行を抑えられると考えられます。

眼の刺激ポイントである中指の血行をよくすると同時に、〈遠近法〉で眼のピント調節機能を鍛えていきましょう。

また、前に紹介した〈照気法〉もあわせておこなうと効果的です。

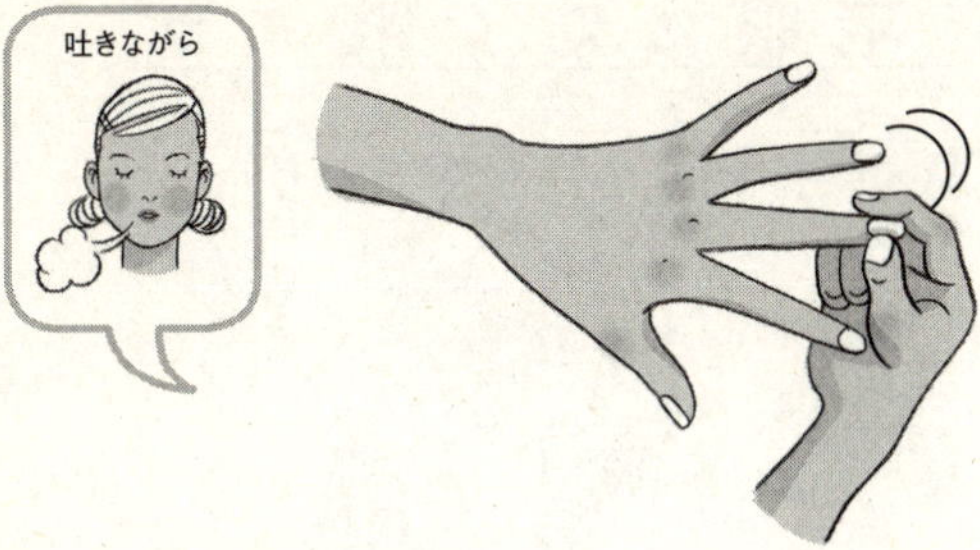

1

中指の先の両側をはさんでもむ。

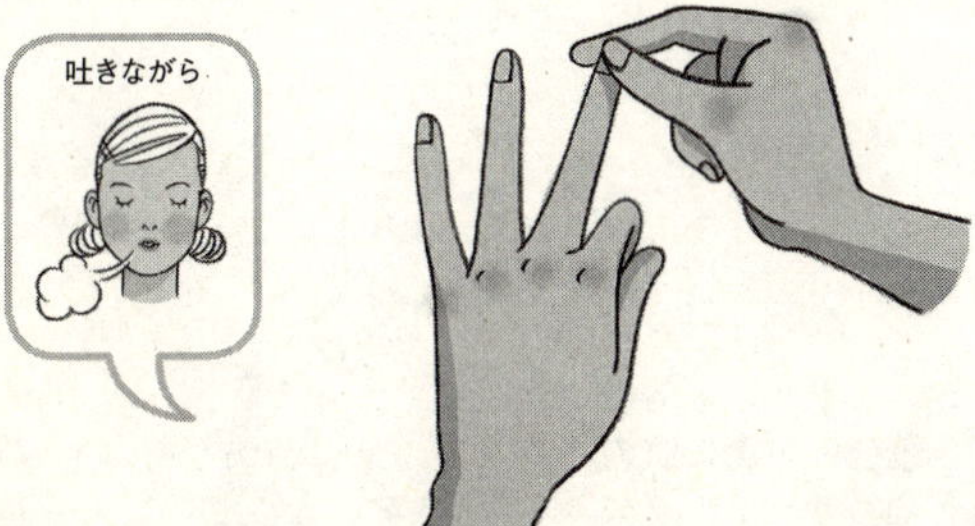

2

中指の爪の部分を強めに押す。

老眼に効く眼ヨガ

〈遠近法〉

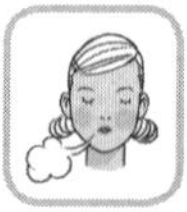

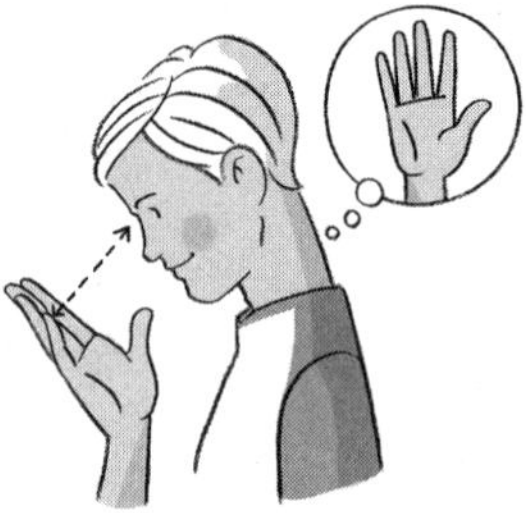

1　顔から 30 センチ以内で手を広げ、手のしわに眼の焦点を合わせ、1～2分ほど見つめる。
いったん焦点を外し、数回まばたきをして眼の緊張をゆるめる。

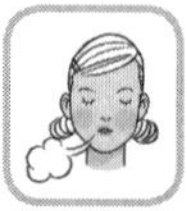

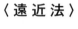

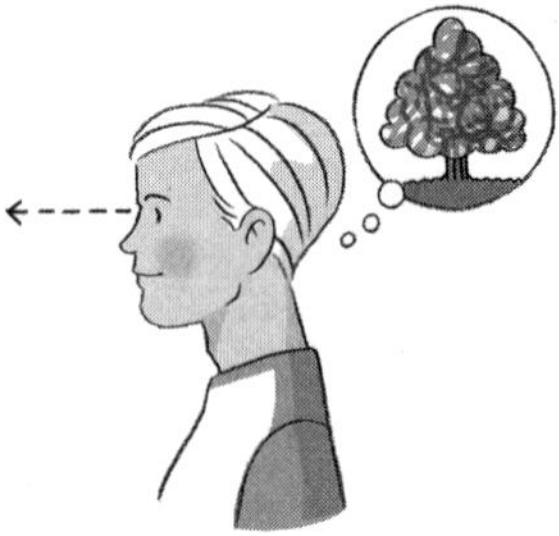

2　5メートル以上離れた景色の1点に眼の焦点を合わせ、1～2分ほど見つめる。
いったん焦点を外し、数回まばたきをして眼の緊張をゆるめる。

※1と2（近くを見る、遠くを見る）を10回ほど繰り返す。終わったら軽く眼を閉じて眼を休める。

首こり

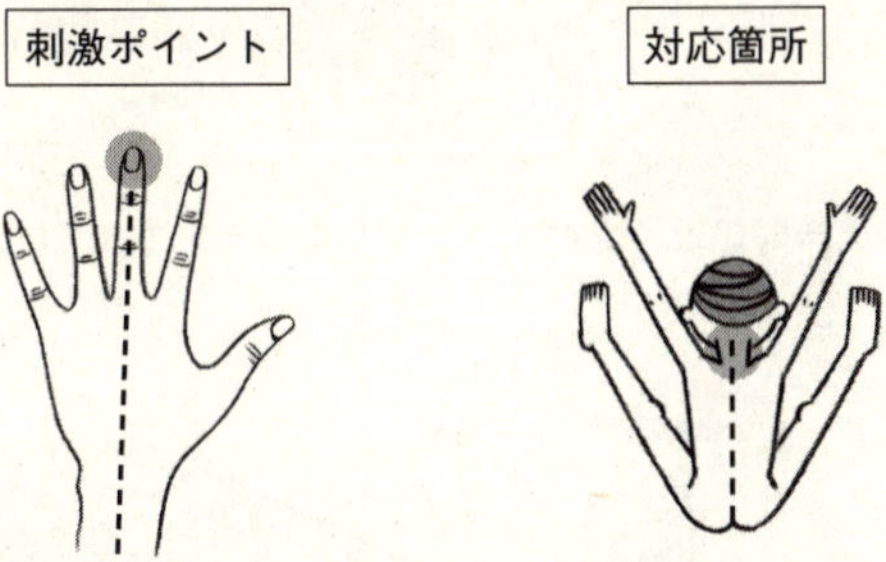

首のこりや痛みの多くは、首の骨のゆがみが一因です。こりや痛みを訴える人をよく見ると、必ず首が左右や前後に傾いています。そのために首の周囲の筋肉に無理な力がかかり、血行や気のめぐりが悪くなって、こりや痛みを生じるわけです。

首に相応しているのは、中指の第一関節と第二関節のあいだなので、この付近を集中的に刺激しましょう。

手を甲の側から見たときに、首の右側がこっている人は、中指の右側に痛みを感じます。左側がこっている人は、左側に痛みを感じます。痛みのある指の部分を重点的にもんでみてください。

また、頭痛に効く耳ヨガは首こりにも効果があるので、あわせておこないましょう。

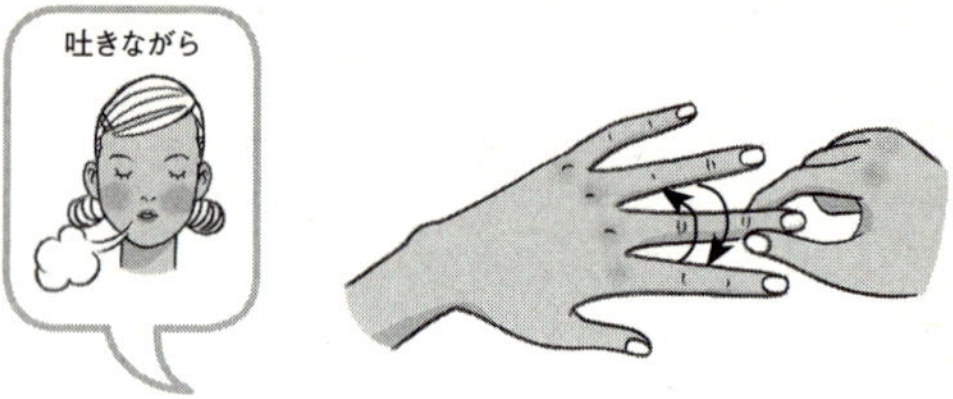

1

中指の第一関節近くをつまみ、グリグリと左右に 10 回程度ねじる。

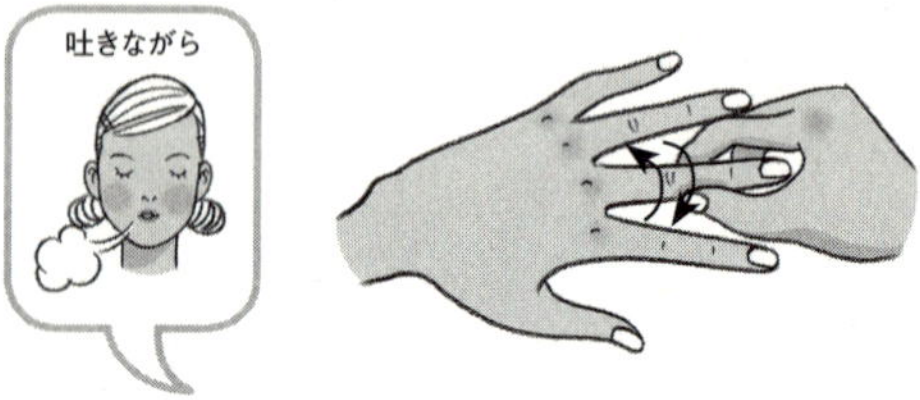

2

1 と同様に、中指の第二関節近くをつまみ、左右に 10 回程度ねじる。

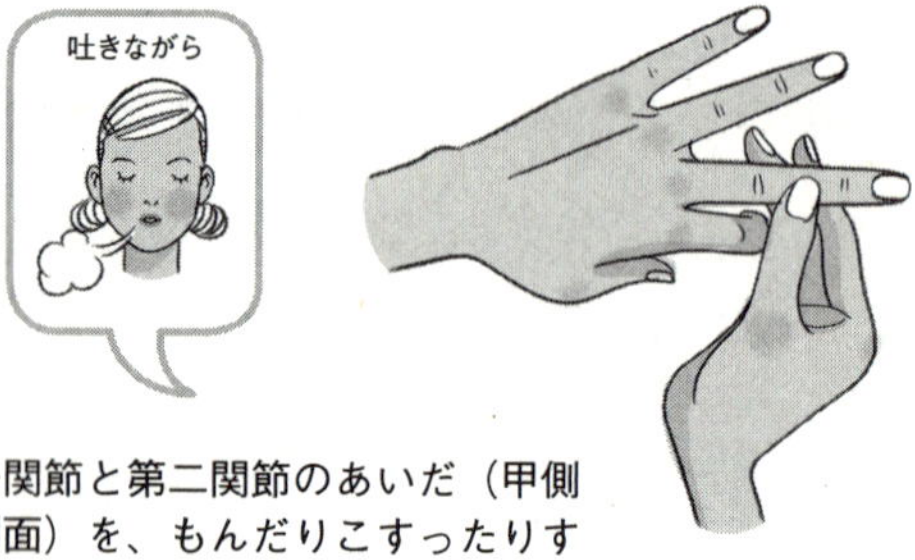

3

中指の第一関節と第二関節のあいだ（甲側や左右の側面）を、もんだりこすったりする。痛みのあるところは重点的にもむ。

肩こり

刺激ポイント

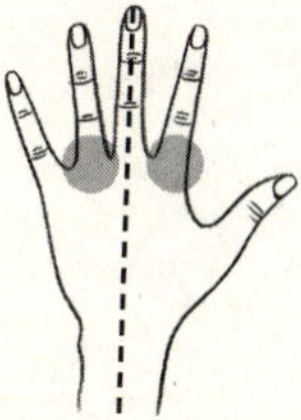

対応箇所

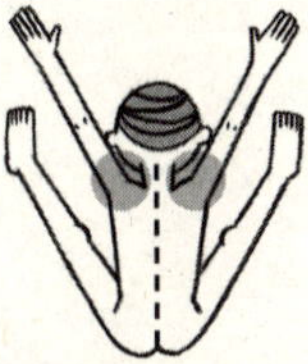

肩こりの主因のひとつは姿勢のゆがみです。徐々に肩の関節の動きが鈍くなり、肩の周囲の筋肉が緊張して血行不良となり、こりや痛みを生じるのです。すると、さらに姿勢が悪くなって、ますます肩こりが激しくなるという悪循環を繰り返します。

両肩に相応する部分は、人差し指と薬指の付け根付近です。このあたりを幅広く刺激することで、肩こりの悪循環を解消しましょう。肩こりの激しい人は、指と指とのあいだをもむことで「痛快」感を覚えるはずです。息を吐きながら、痛みを感じる部分を重点的にもんでください。

また、指まわしをすると肩の柔軟性が増して、動きやすくなることを実感するはずです。

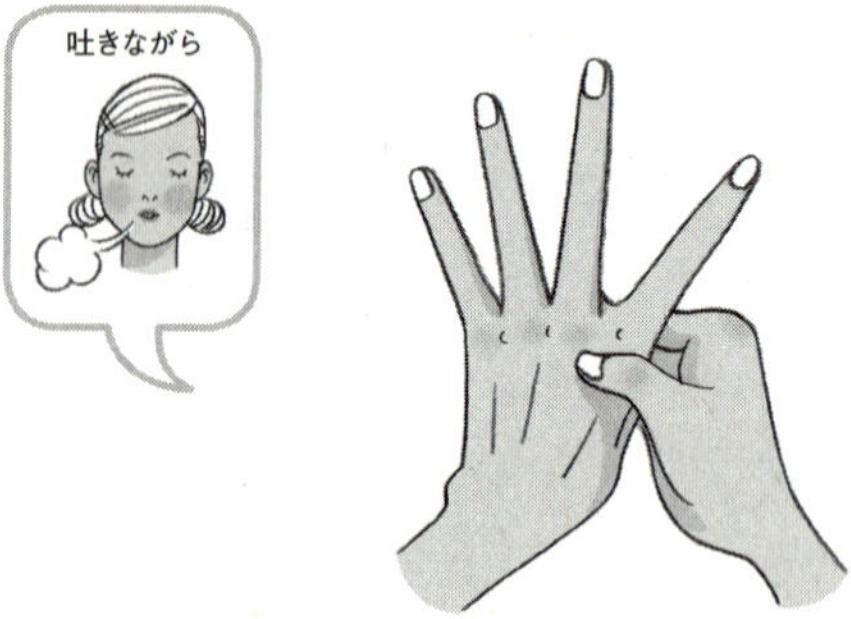

1

人差し指と薬指の付け根あたり、関節の周囲をまんべんなく指圧し、より痛く感じるところを重点的にもむ。

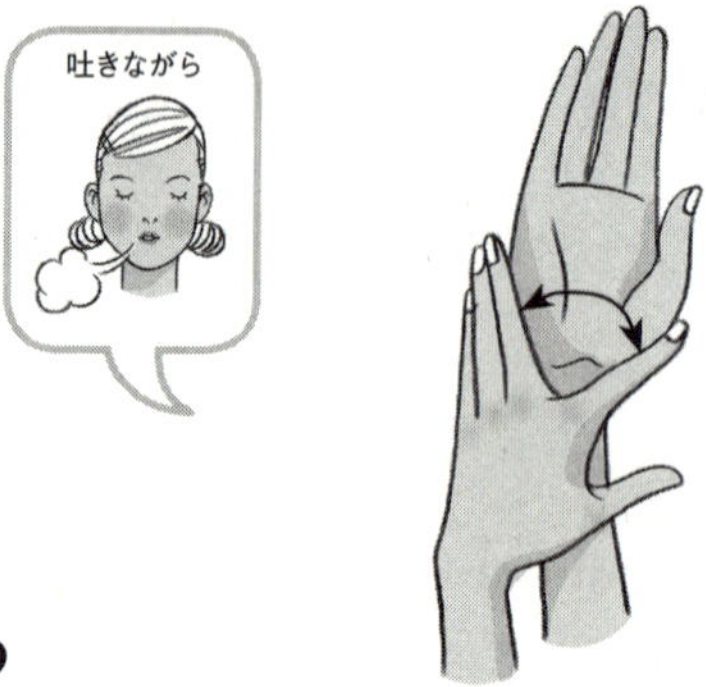

2

反対側の手首を使って、人差し指と中指、中指と薬指のあいだを広げる。

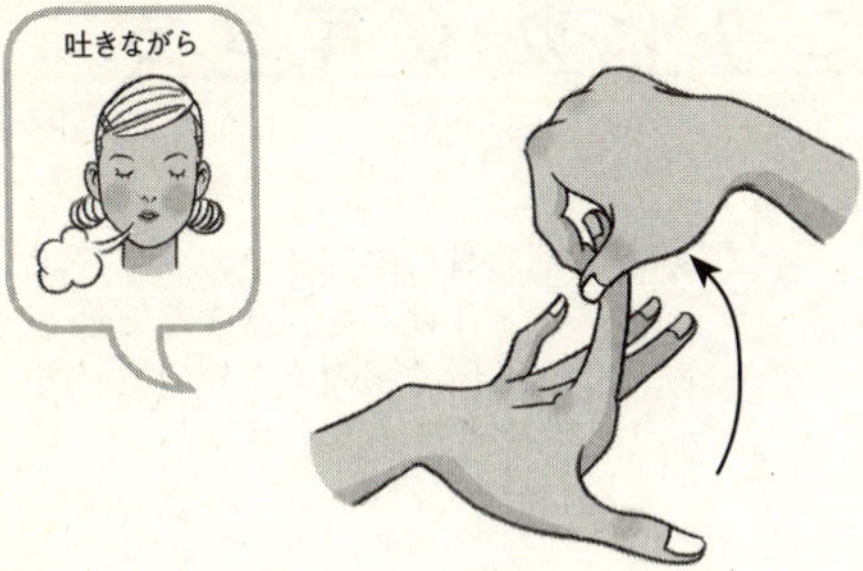

3

人差し指の先をつまみ、3回反らせる。続いて、薬指も3回反らせる。

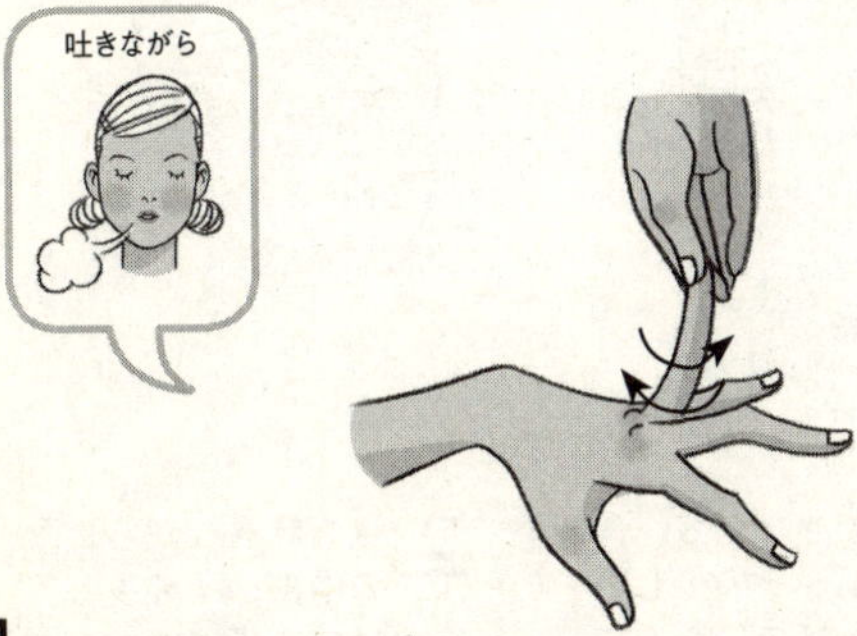

4

人差し指の先をつまみ、左右にゆっくり10回程度まわす。同様に、薬指も10回程度まわす。

肩こりに効く耳ヨガ

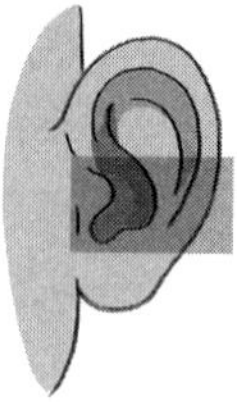

耳の中部～その少し下にかけてを刺激することで、肩や腕のあたりの気の巡りをよくします。

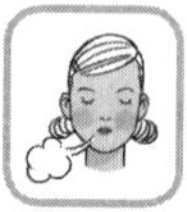

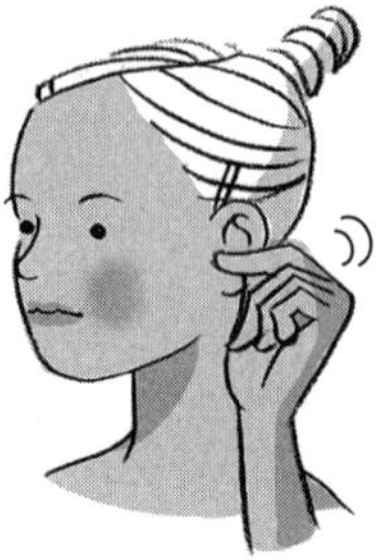

1 息を吐きながら、耳の中部～その少し下にかけてを指ではさんでもむ。痛いところを重点的にもむとよい。

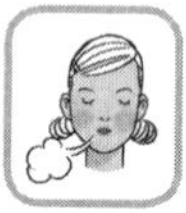

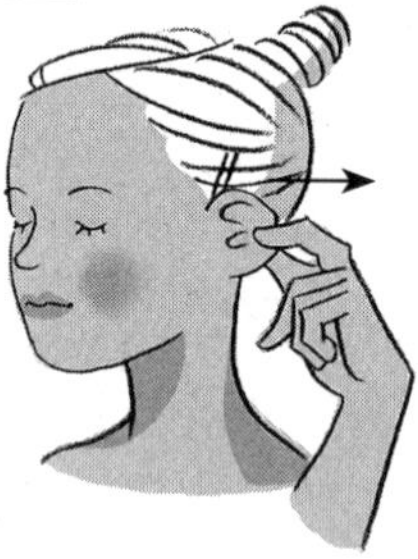

2 息を吐きながら、耳の中部～その少し下にかけてを指でつかんだまま、横へ数回引っ張る。

背中のこり

刺激ポイント

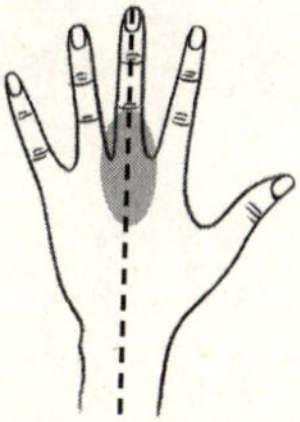

対応箇所

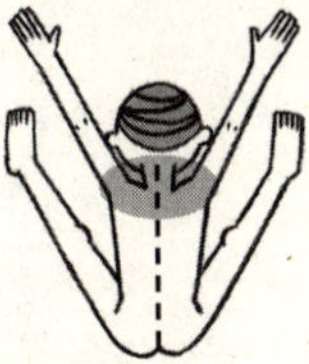

背中のこりの多くも、やはり姿勢のゆがみに起因しています。肩甲骨の位置にずれを生じることで周囲の筋肉が緊張して血行不良となり、背中上部のこりや痛みの原因となります。こうした背中のこりに対しては、中指の第二関節〜付け根あたりから、手の甲の中央まで順次刺激していきます。

このとき、とくに痛い箇所を探して、そこを重点的にもむのが効果的。骨に近い部分を押すと「痛快」を感じることが多く、同時に背中の筋肉もやわらいでいきます。

ただし、肺や心臓の異常によっても背中の痛みを起こしますので、不安がある場合は専門医に相談してください。

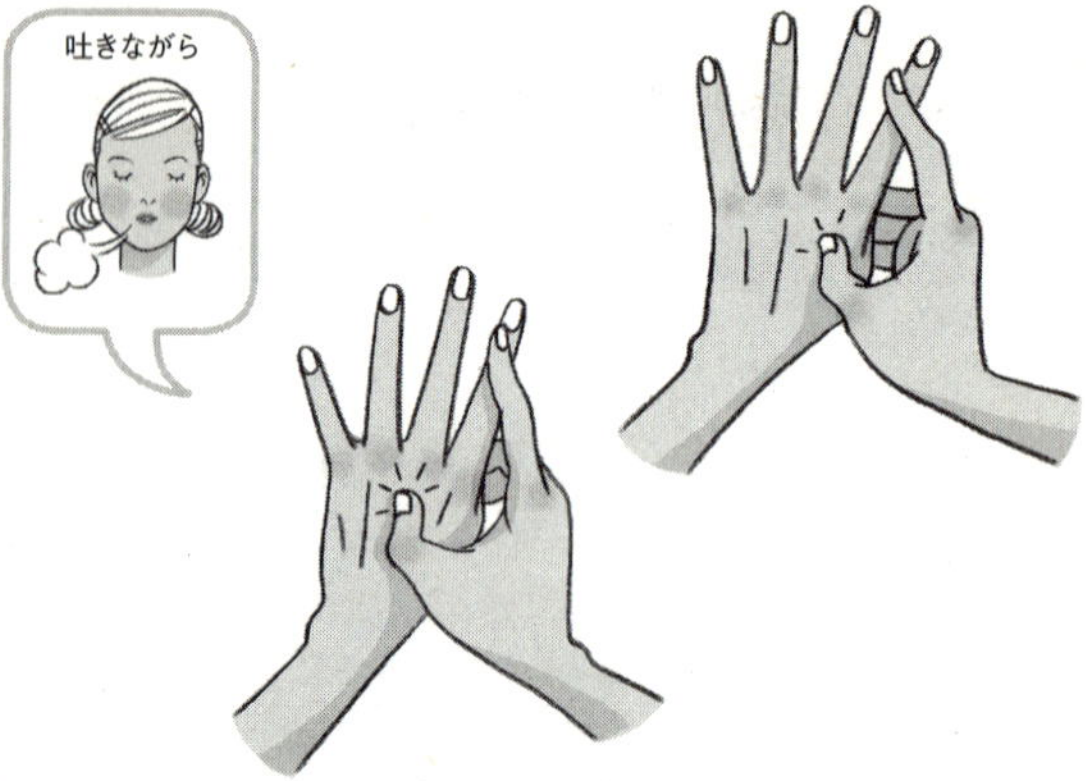

1

中指の第二関節→付け根→手の甲の真ん中まであたりを順次指圧していき、より痛いところを探してもむ。

中指の両側にポイントがあるので、より痛い側を探してよくもむ。

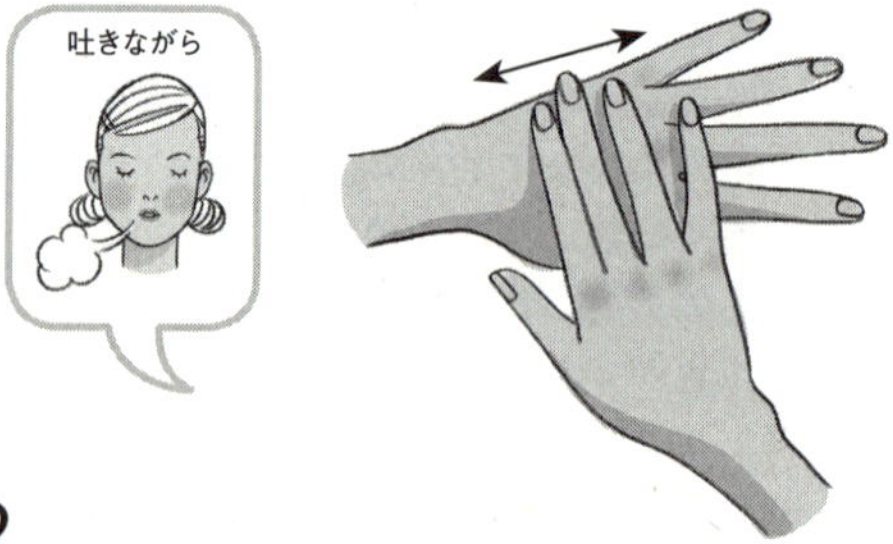

2

手の甲の中央をさするようにもむ。痛いところを重点的にもむとよい。

背中のこりに効く耳ヨガ

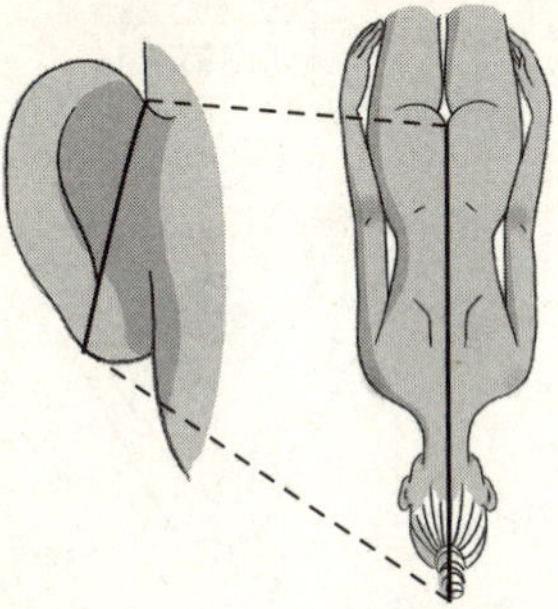

耳裏の背骨のライン
を刺激することで、
背中全体の気の巡り
をよくします。

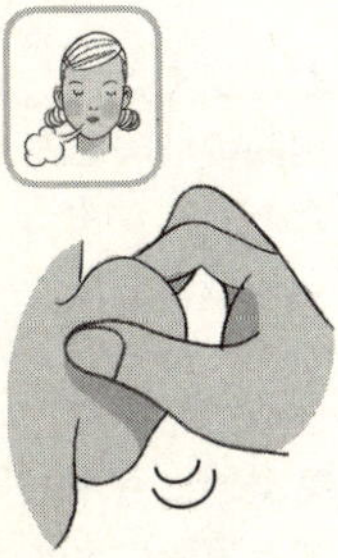

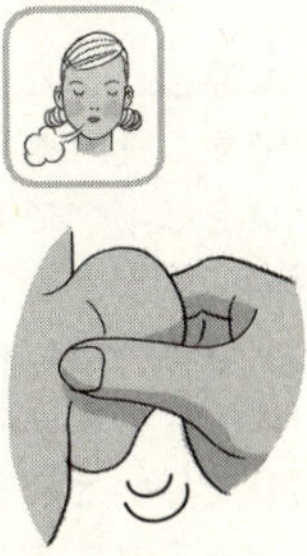

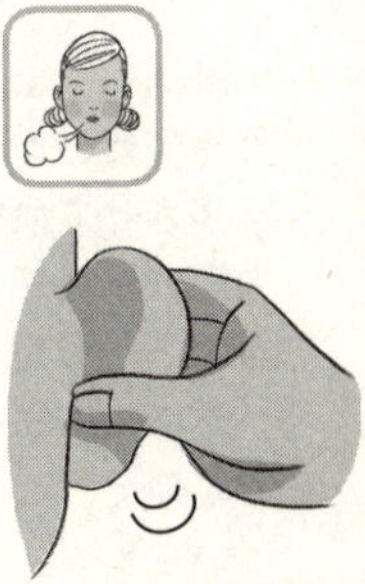

1 息を吐きながら、耳裏の背骨ラインの上部をもむ。

2 息を吐きながら、耳裏の背骨ラインの中部をもむ。

3 息を吐きながら、耳裏の背骨ラインの下部をもむ。

腰痛

刺激ポイント

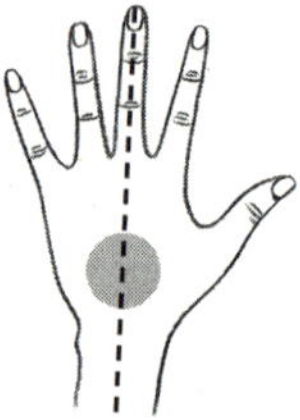

対応箇所

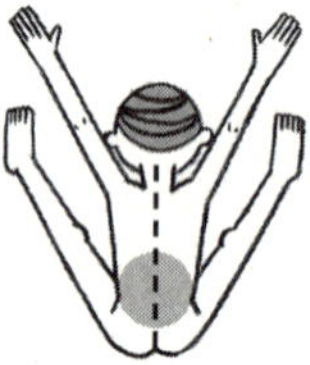

腰痛もさまざまな原因がありますが、多くは背骨や骨盤のゆがみです。それが腰の周囲の筋肉を緊張させて血行不良を起すのです。ただし、がんや婦人病などが原因で腰痛が起きている場合もあるので、心配な場合は専門医に相談してください。

腰に相応するのは、手の甲の中央から下の部分ですので、この部分で痛いところを重点的にもんでいきます。同じ腰痛でも痛みを感じる箇所によって、もむところが違います。背骨に近い部分が痛い場合には中指の骨の両側を、腰の外側が痛い場合には親指と人差し指の付け根、あるいは薬指と小指の付け根あたりをもんでください。

また、肩こりのところで紹介している、耳の中部を刺激する耳ヨガをおこなうのも効果的です。

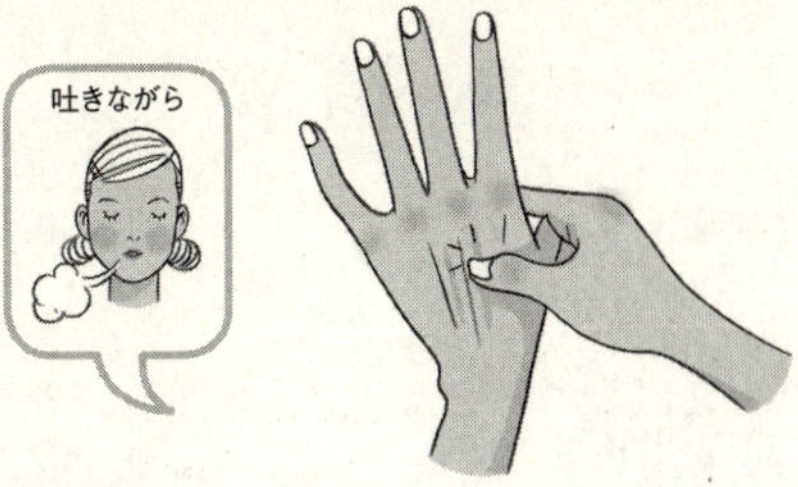

1

腰の背骨に近い部分が痛い場合、手の甲の中心部分あたりで痛いところを探して重点的にもむ。

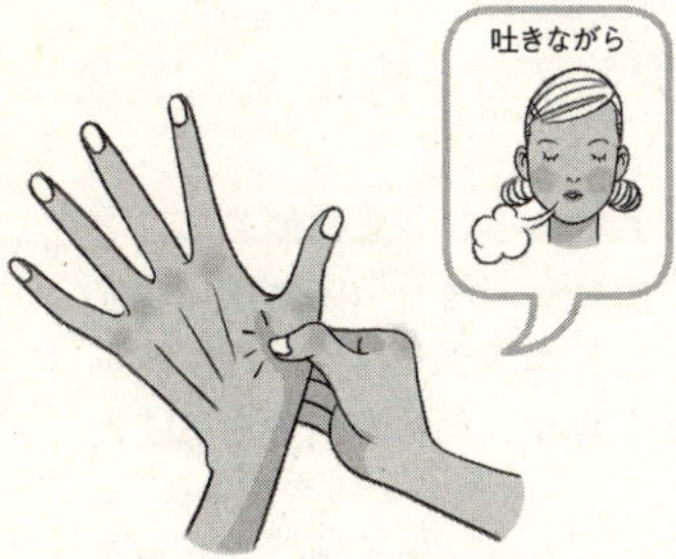

2

腰の右外側部分が痛い場合、親指の付け根の外側あたりで、痛いところを探して重点的にもむ。

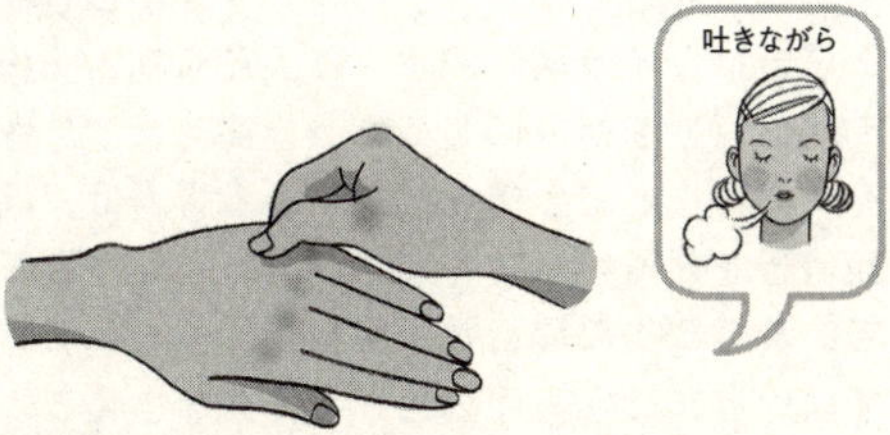

3

腰の左外側部分が痛い場合、小指の付け根の外側あたりで、痛いところを探して重点的にもむ。

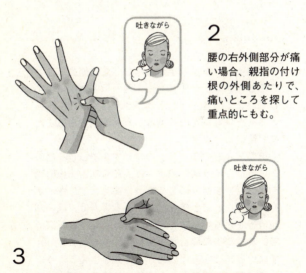

腱《けん》鞘《しょう》炎《えん》

刺激ポイント

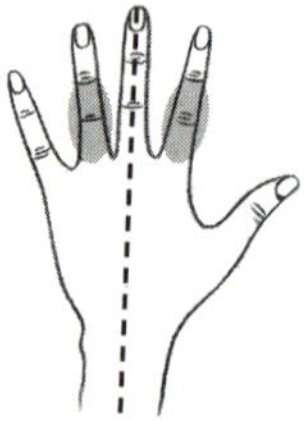

対応箇所

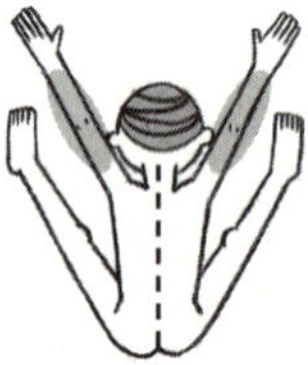

腱鞘炎は、ひじ、手首、指などを酷使することで起こります。いずれも、人差し指と薬指に相応していますので、それぞれひじ、手首、指に該当するあたりをもんだり伸ばしたりと刺激することが対策になります。

テニスなどのスポーツのやりすぎでひじを痛めた場合は、イラストのように人差し指と薬指の第二関節付近を対象にして刺激を加えます。キーボード操作などで手首を痛めている場合は、第一関節付近を対象にしてください。ただし、指を痛めている腱鞘炎の場合は、指自体に強い刺激を与えてはいけません。原因となる作業を控えるようにして、痛い関節の部分を丁寧にこするのがいいでしょう。

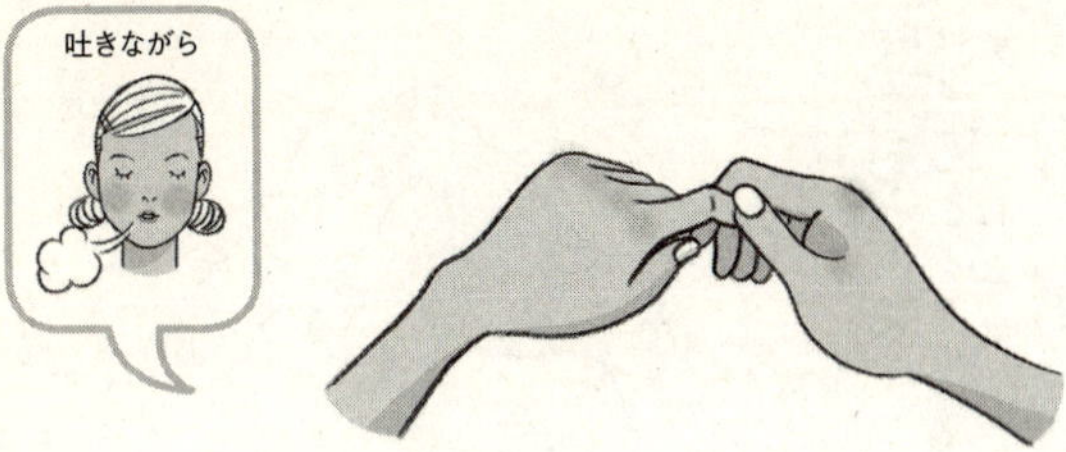

1

人差し指と薬指の第二関節あたりを指圧してみて、より痛く感じるところをもむ。

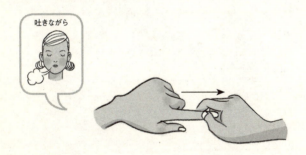

2

指を引っ張って伸ばす。

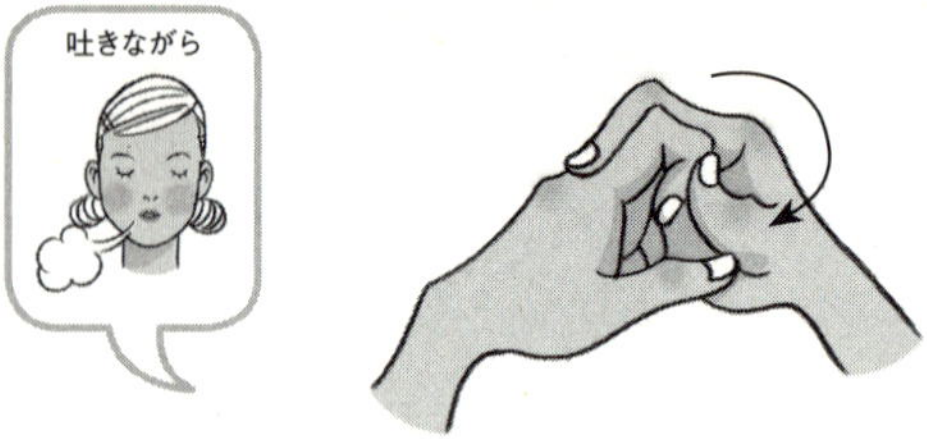

3

指を折り曲げる。

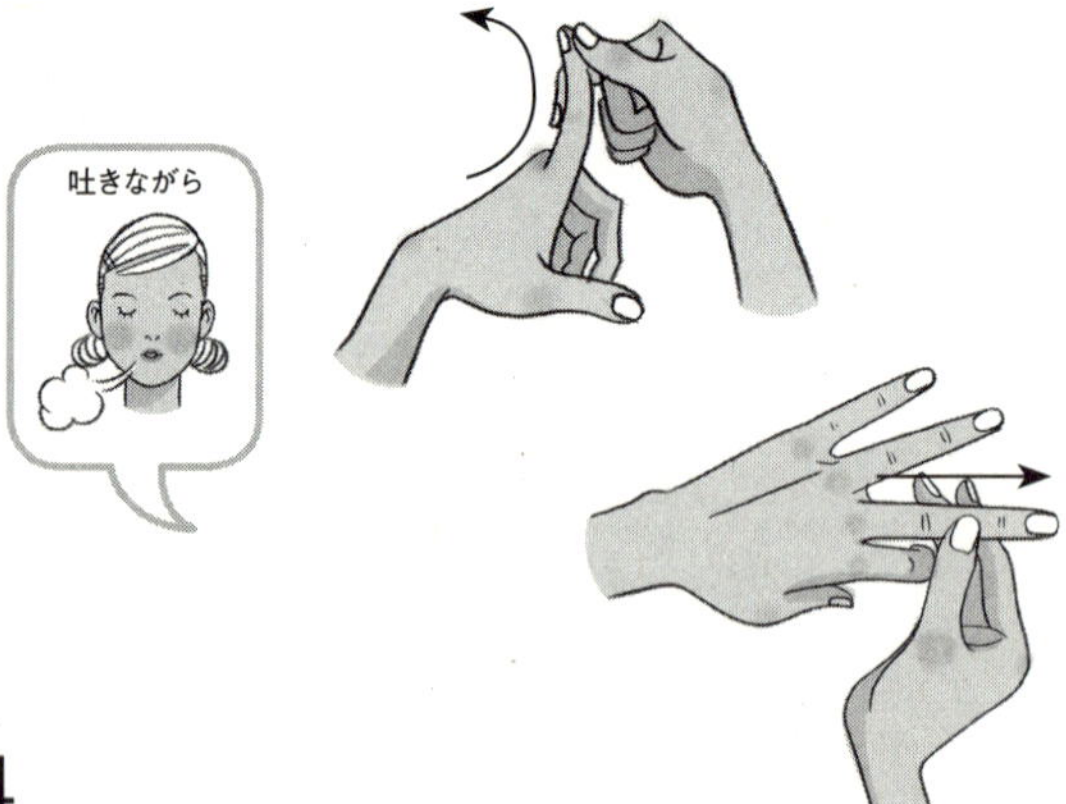

4

指を反らせる。指をさするのもよい。

ひざ痛

刺激ポイント

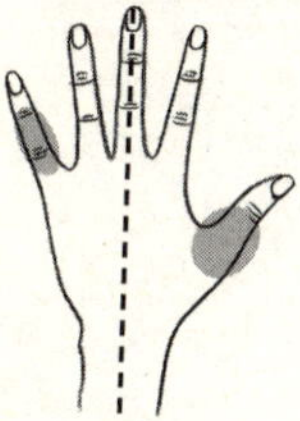

対応箇所

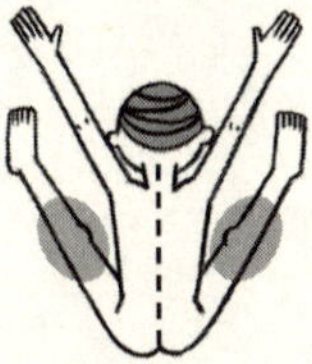

ひざの刺激ポイントは、親指の第二関節か小指の第二関節です。触ってみて、一番痛い指を刺激するのがいいのですが、親指のほうが刺激ポイントが大きく押しやすいため、おすすめです。

一口にひざの痛みといっても、内側、外側、お皿のなか、裏側など、人によって痛むポイントはさまざまです。はさんでもむ方向を変えながら、一番痛い箇所を探し、そこを重点的にもむようにしてみてください。

このひざの指ヨガをやると、長年ひざが痛くて直接床に座れなかった人が、「イスなしで座れるようになった」ということがよく起こります。

イラストでは親指を刺激していますが、効果が感じられない場合は小指を刺激してみてください。

親指か小指の第二関節近くを刺激する（イラストでは親指を刺激）。

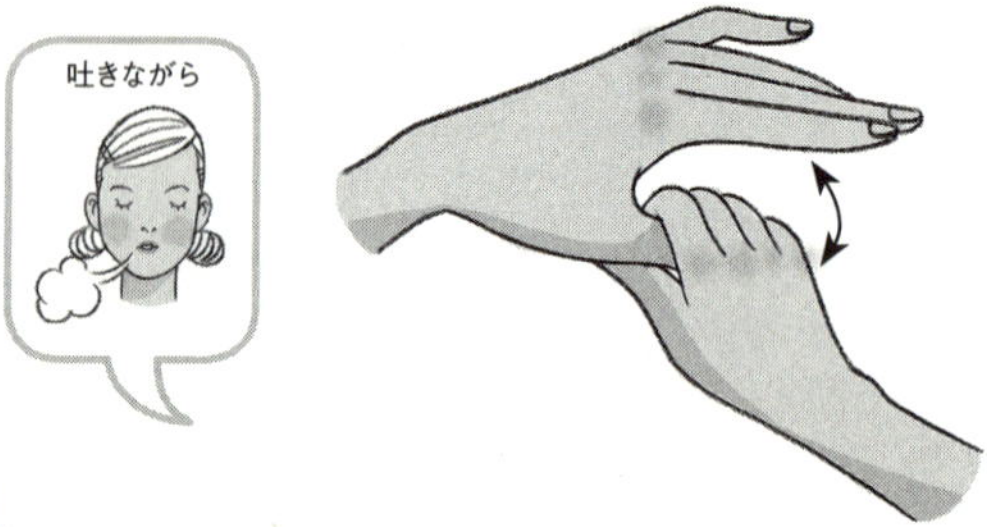

1

親指の第二関節近くをつかんでまわす。

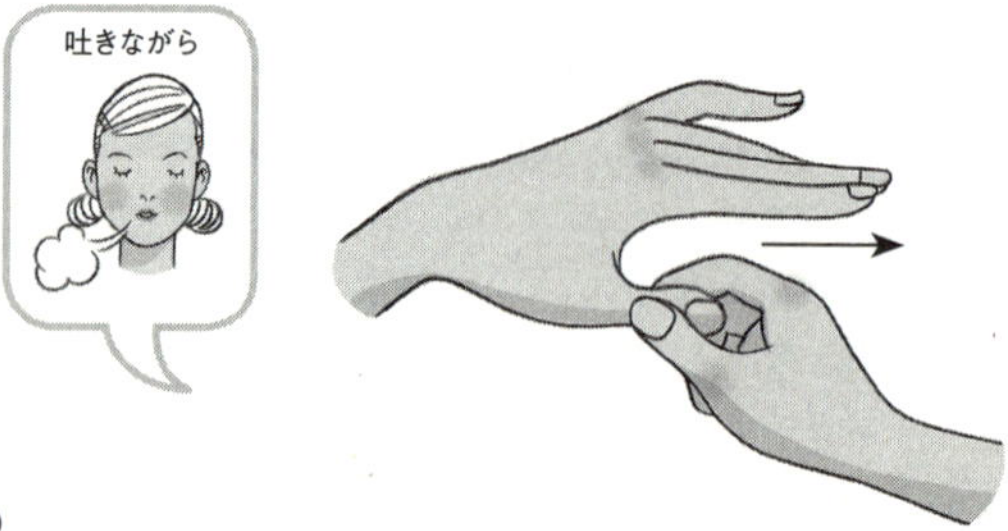

2

親指の第二関節近くを引っ張る。

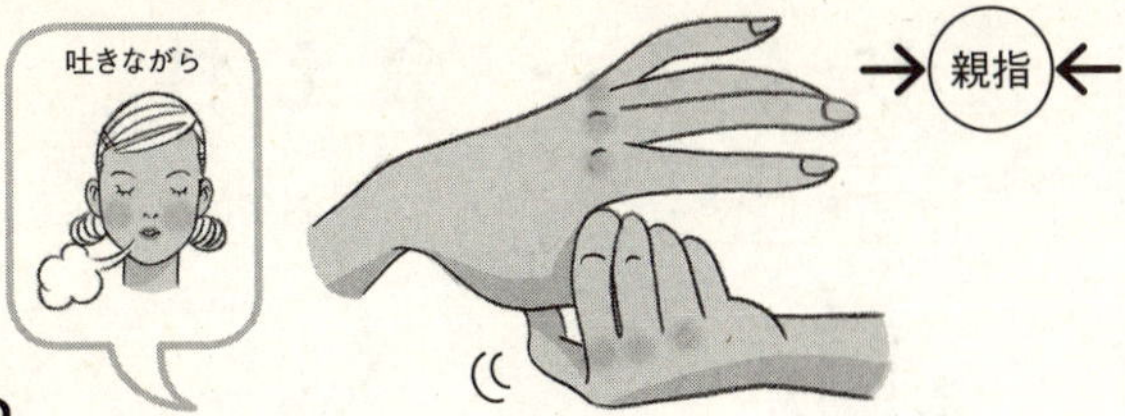

3

親指の第二関節近くを横からはさんでもむ。

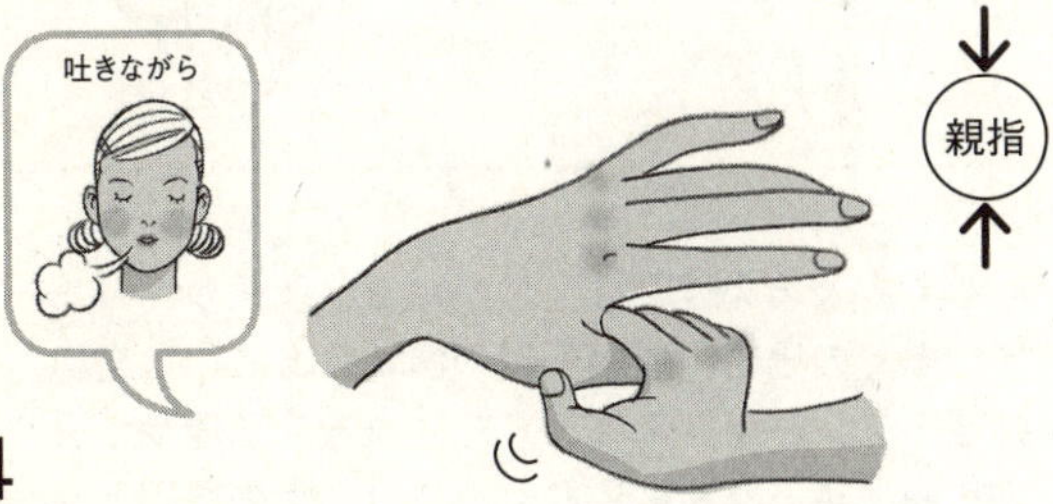

4

親指の第二関節近くを上下からはさんでもむ。

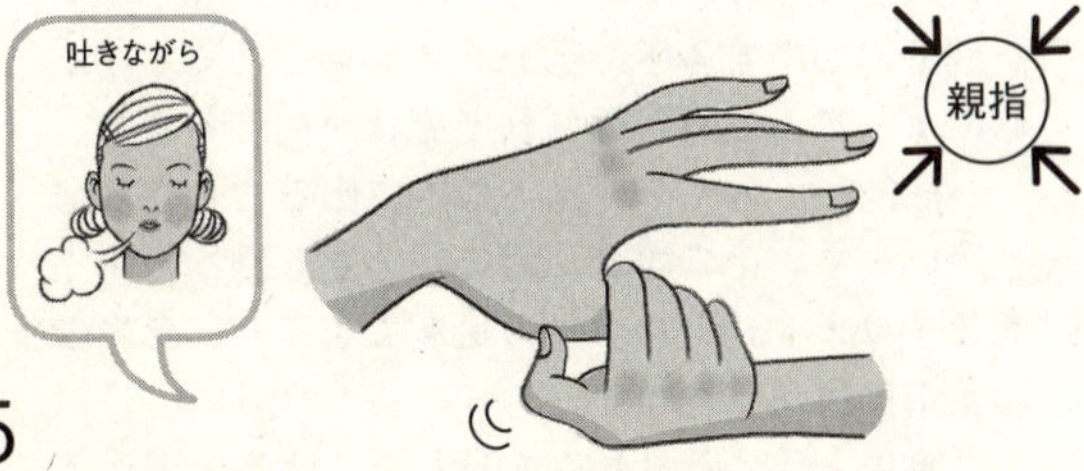

5

親指の第二関節近くを斜めからはさんでもむ（2方向）。

むくみ・冷え性

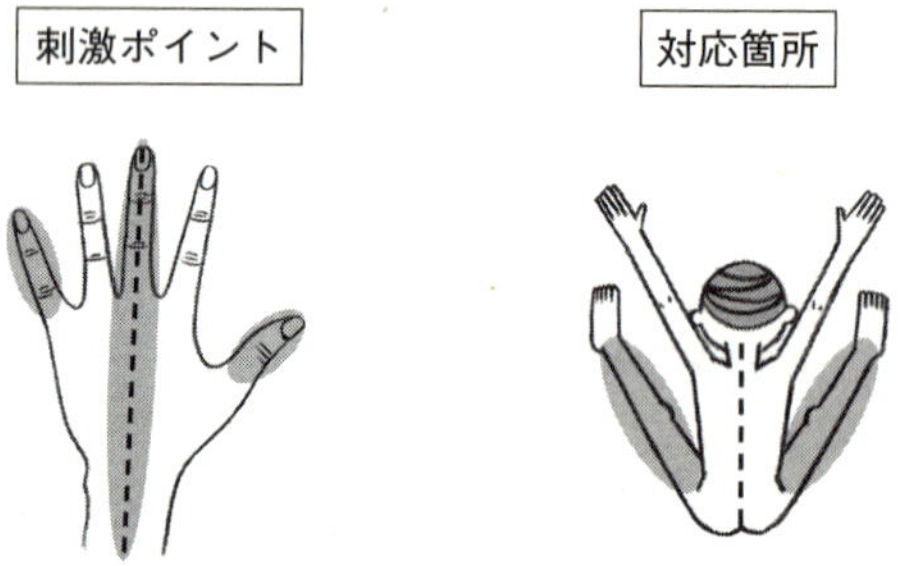

むくみと冷え性とは、じつは深い関係があります。多くの場合、運動不足や偏食、あるいは自律神経のアンバランスによって、血液の循環や水分の代謝が鈍るために、むくみや冷え性の原因となるからです。

対策としては、実際にむくみや冷えが起きている部分に相応する手の部分をこすることです。それによって、血行が促されて症状が緩和します。

一般的に、むくみや冷えは足に出ることが多いと思います。その場合、足に相応する親指と小指をこすります。それ以外の足をこすると、全身の冷えに効果があります。

耳全体をこする「耳こすり」も、全身を温めるのに有効です。

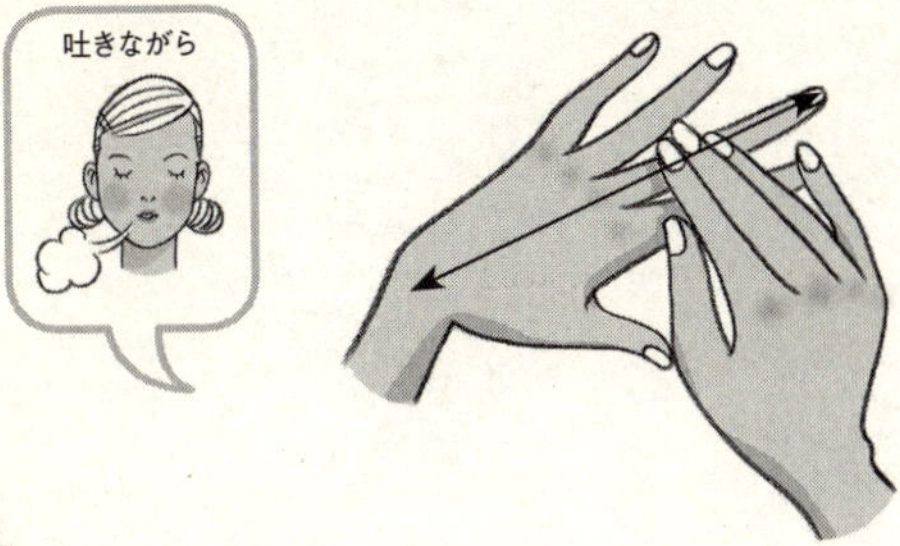

1

手首から中指先まで、赤くなるまでこする。

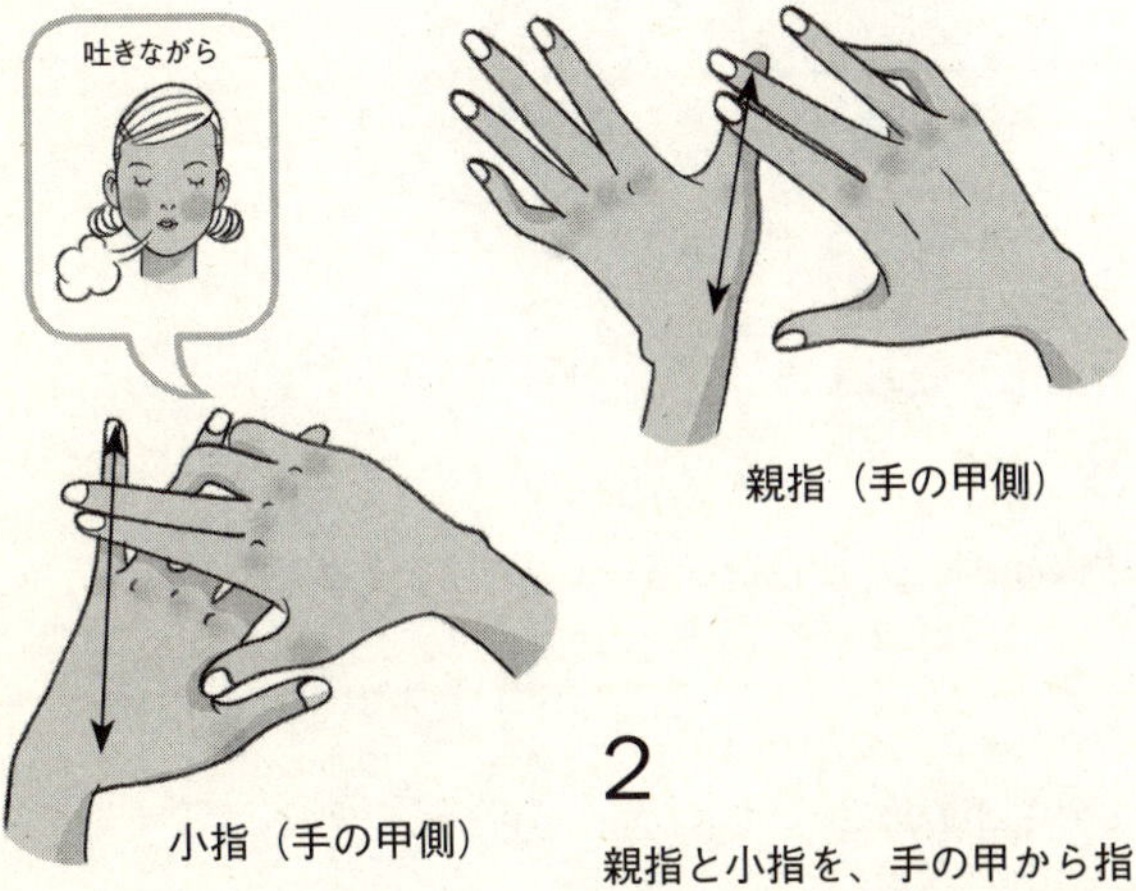

2

親指と小指を、手の甲から指先まで赤くなるまでこする。

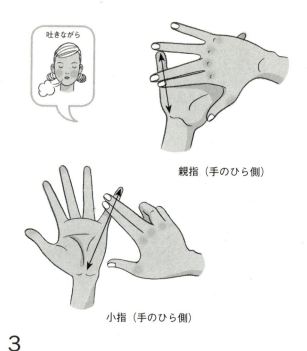

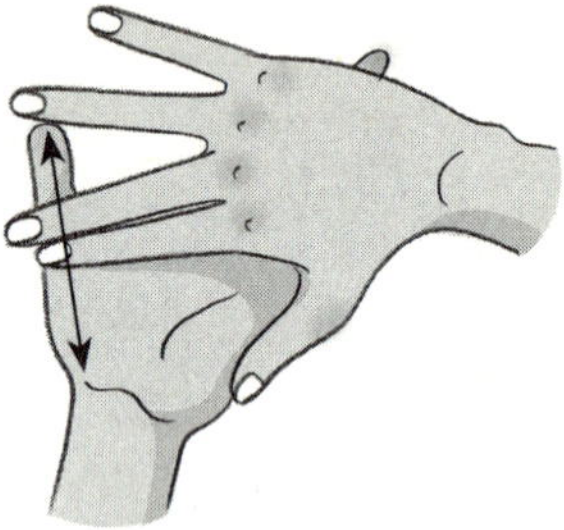

親指（手のひら側）

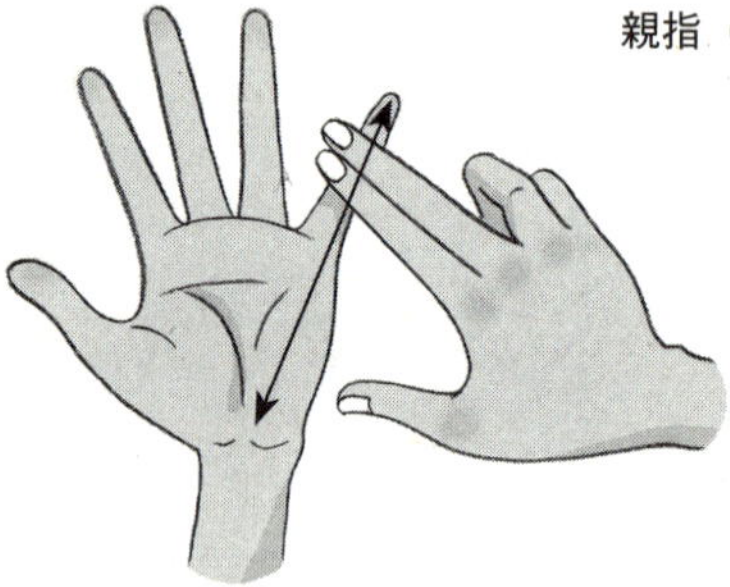

小指（手のひら側）

3

親指と小指を、手首から指先まで赤くなるまでこする。

全身を温めたい場合は、すべての指をこするとよい。

むくみ・冷え性に効く指ヨガ

耳全体をこする「耳こすり」で、全身の血流をよくします。

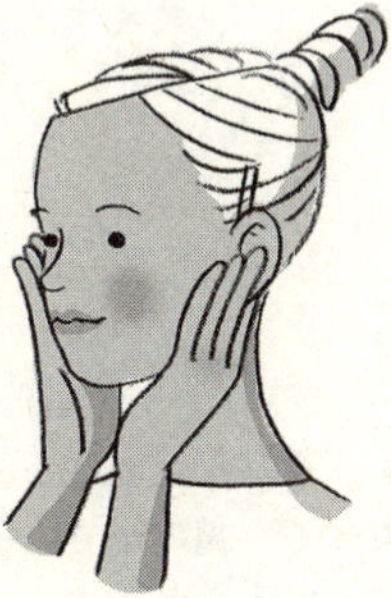

1 人差し指と中指を使って両耳をはさむ。

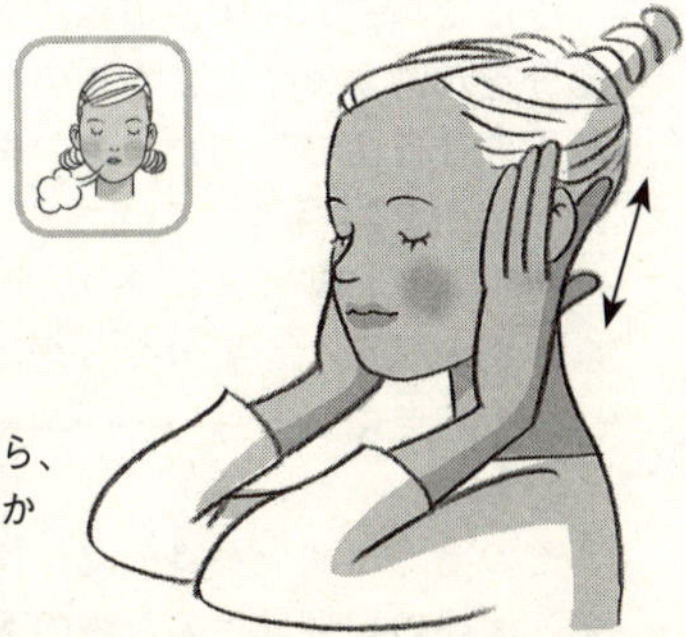

2 強く息を吐きながら、上下にすばやく動かし100回ほどこする。

胃腸のトラブル

刺激ポイント

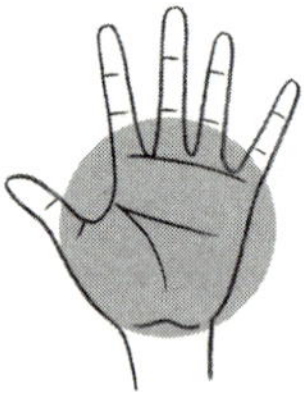

対応箇所

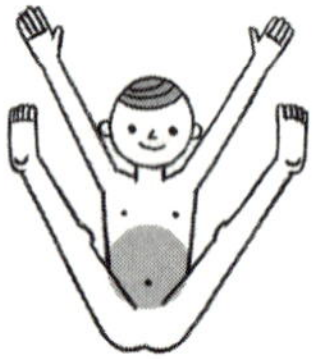

一般的な消化不良や便秘は、運動不足、ストレス、食べすぎ、偏食などによって、腸の動きが鈍っていることがおもな原因だと考えられます。

そこで指ヨガ呼吸法では、腹部に相応する手の部分を刺激することになるのですが、じつは腹部は手のひら全体にあたっています。手のひらの中央が、ヘソに相応しています。

そこで、ピンポイントで刺激するのではなく、まずまんべんなく手のひら全体をもみほぐします。ヘソを起点にして「の」の字を描くように刺激していきましょう。

その上で、消化不良の場合は手のひらの上半分を、便秘の場合は手のひらの下半分を、重点的にもみほぐしていきます。

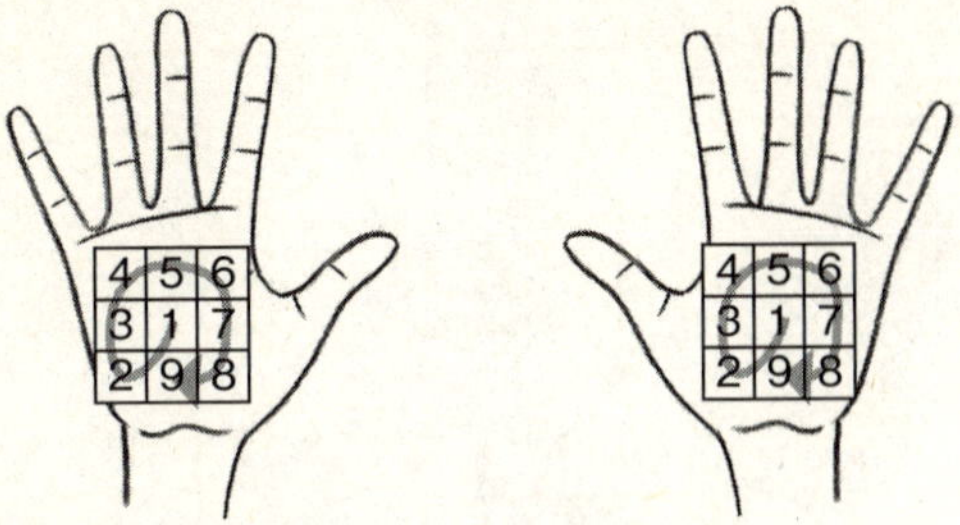

手のひらのヘソに相応するところを中心として、手のひらを下の図のように縦３等分、横３等分の合計９ブロックに分け、１～９の順に指圧する。

ヘソの位置を中心に時計まわりにもんでいく

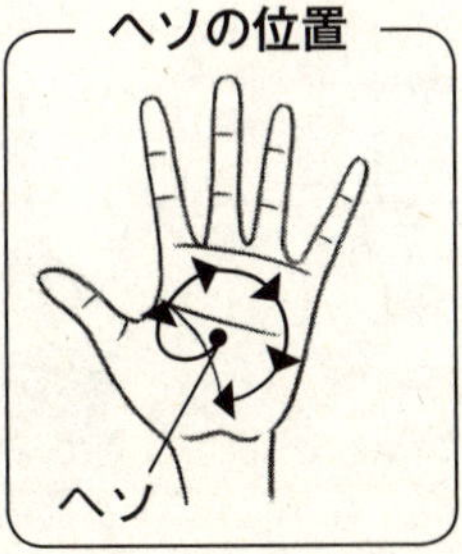

●消化不良の場合

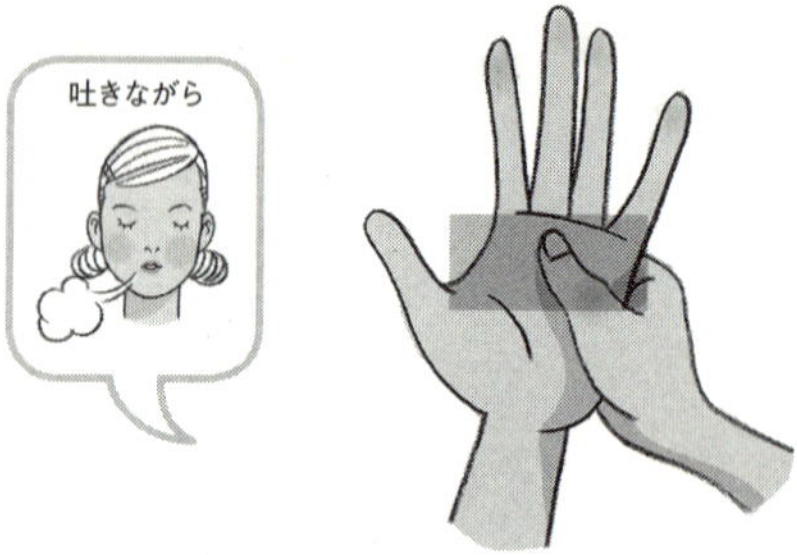

手の中央（ヘソの位置）より上半分を重点的にもむ（胃や肝臓などの刺激ポイント）

●便秘の場合

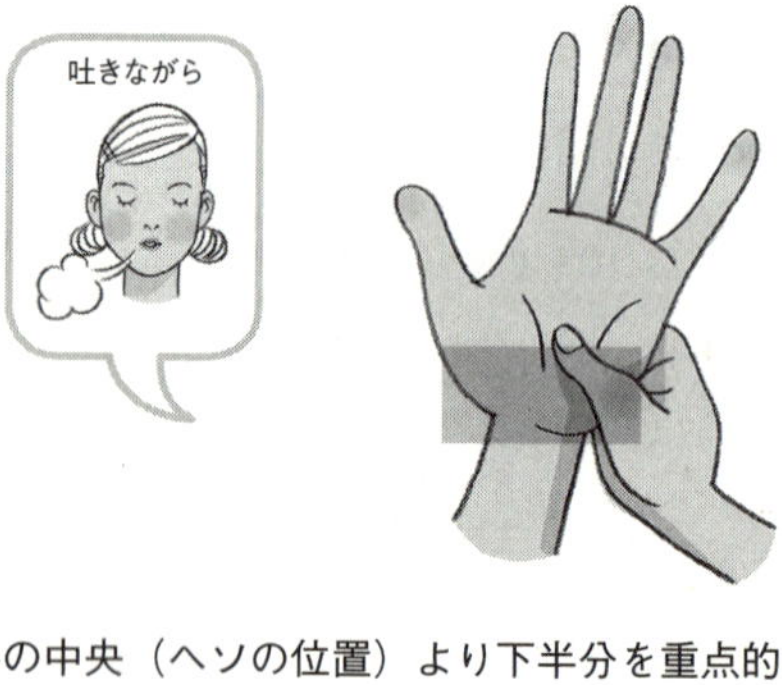

手の中央（ヘソの位置）より下半分を重点的にもむ（腸などの刺激ポイント）。

胃腸のトラブルに効く耳ヨガ

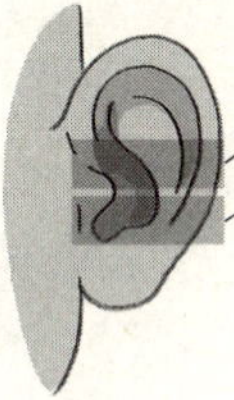

耳の中央部（前側）が腹部に相応します。
消化不良の場合は中央よりやや下を、便秘の場合は中央よりやや上を刺激します。

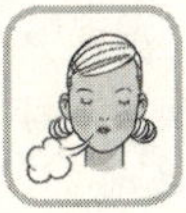

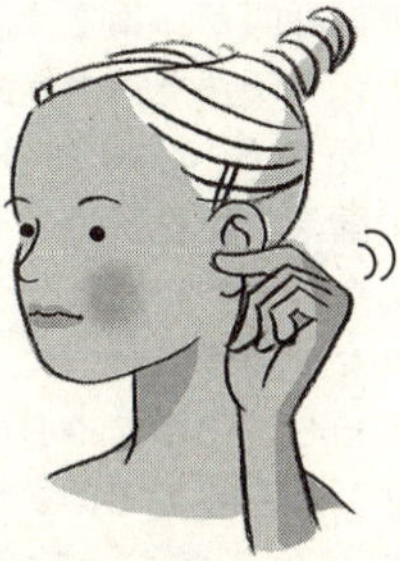

息を吐きながら、耳の中央部を指ではさんでもむ。

二日酔い

刺激ポイント

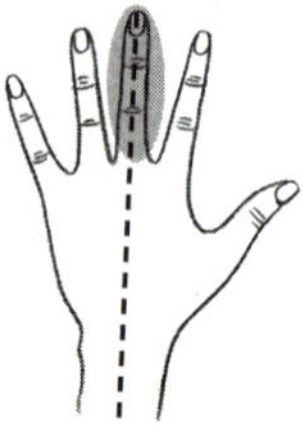

対応箇所

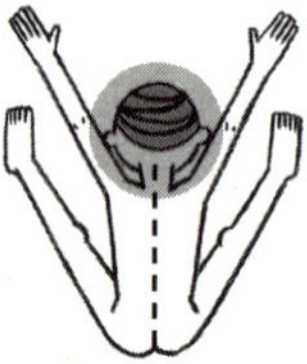

二日酔い対策は呼吸が一番です。まず、残留アルコール分を浄化呼吸法で体内から外に出すと同時に、新鮮な空気をたっぷりと吸ってください。そうして、脳の酸素不足を解消すれば、二日酔いはかなりラクになります。同時に、水をたっぷり飲むことも忘れないように。

呼吸が終わったら、中指を中心にしてイラストで示したような刺激を与えていきます。

中指は、脳や脊柱《せきちゅう》を含む人間の根幹部分に相応するとともに、心臓や循環器系にも深くかかわっています。とくに、第一関節〜第二関節をよくもむことは、血流をよくするのにも効果的です。

また、手のひらの左上あたりは肝臓に相応しているので、ここをもみほぐすとよいでしょう。

指ヨガの前に、体に残ったアルコールを呼気と一緒に吐き出すイメージで「浄化呼吸法」（2章参照）をおこなうと効果的。

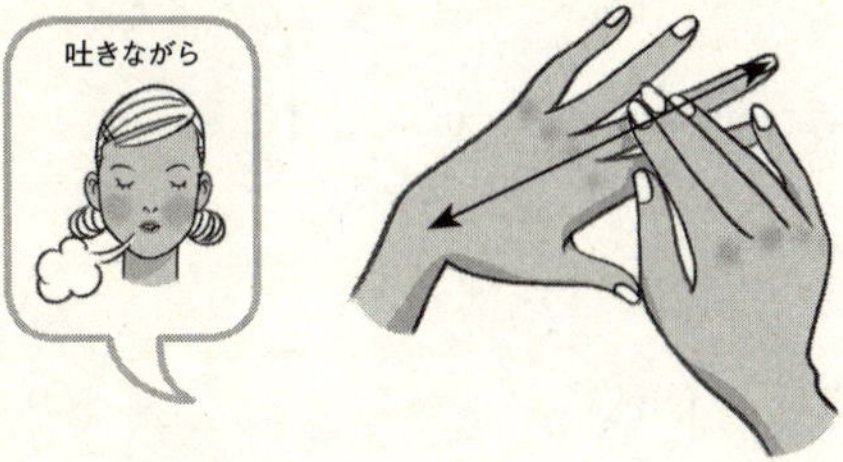

1

中指を手の甲から指先までこする。

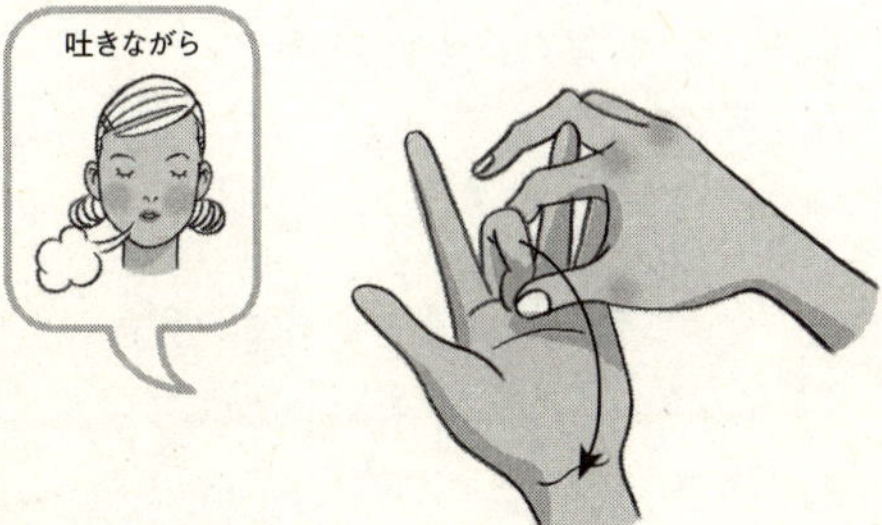

2

中指を折り込む。

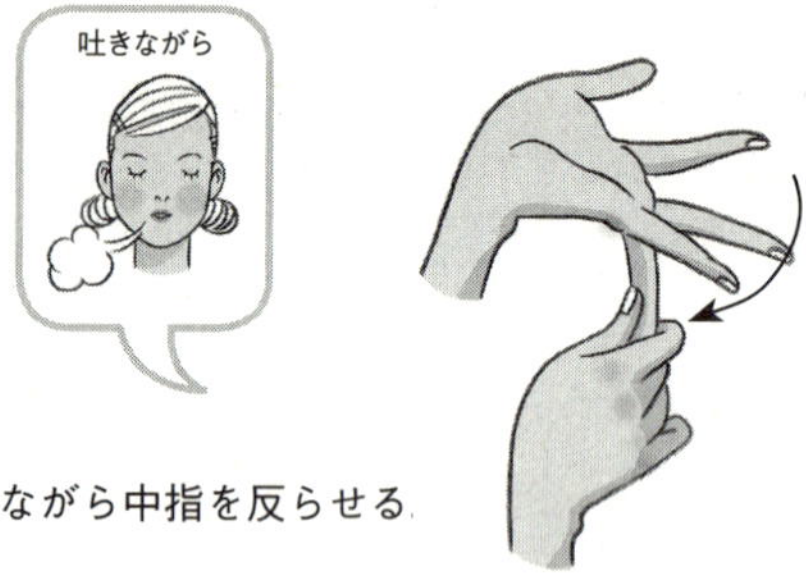

3

息を大きく吐きながら中指を反らせる。

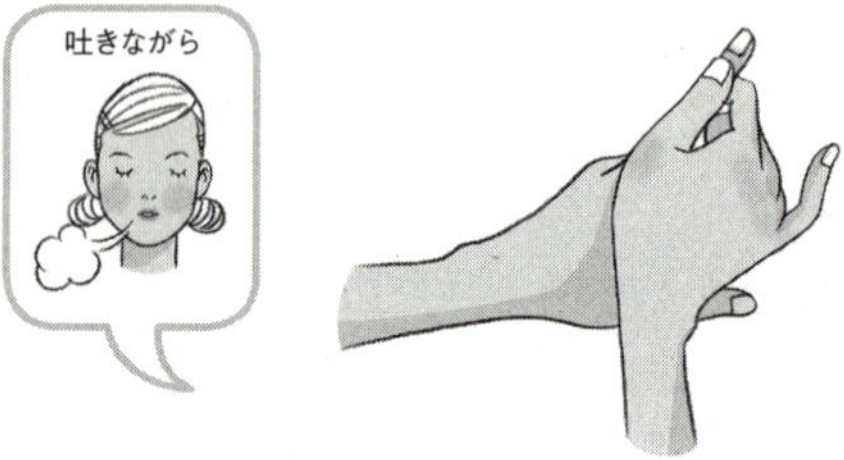

4

中指の第二関節から第一関節あたりをよくもむ。

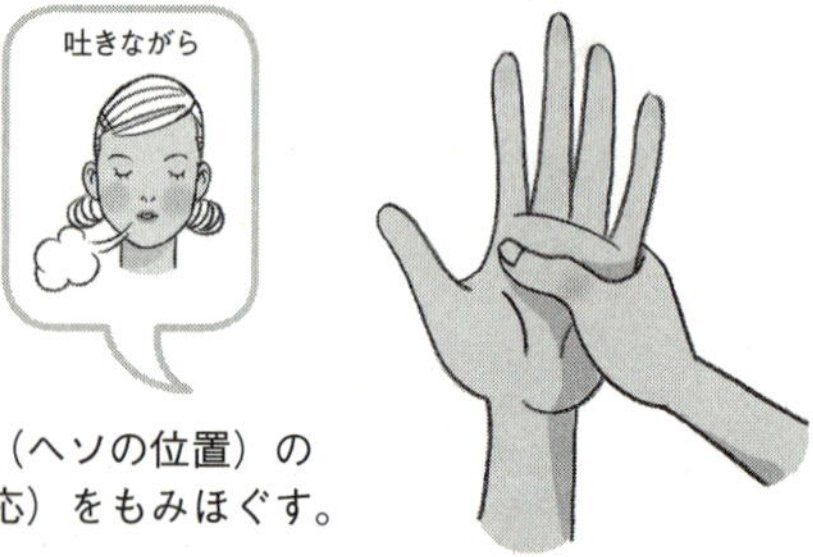

5

手のひらの中央（ヘソの位置）の
左上（肝臓に相応）をもみほぐす。

老化防止

刺激ポイント

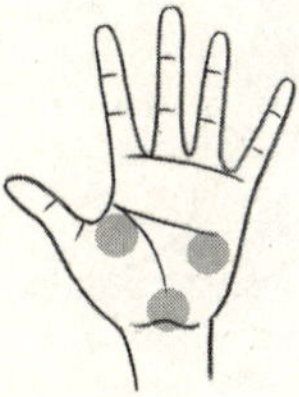

対応箇所

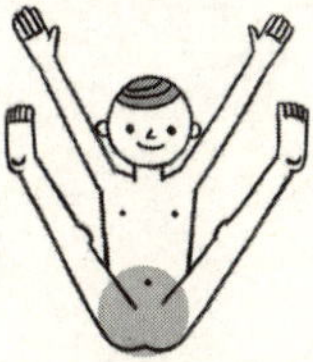

アジアの伝統医学では、老化は腎（腎臓）の衰えと考えます。

腎臓の機能が低下すると、泌尿器系だけでなく、生殖器系も衰えてしまいます。そこで、腎臓に相応するポイントの刺激がアンチエイジングにつながります。

まずは、手のひらの中央（ヘソの位置）の左右が、腎臓の刺激ポイントとなるので、そこをよくもみほぐします。また、加齢とともに肛門を締める力が弱っていくので、肛門のポイント（手の最下部の真ん中）も刺激します。

「むくみ・冷え性」のところで紹介している「耳こすり」も、全身の血行をよくするのでアンチエイジングに効果的です。

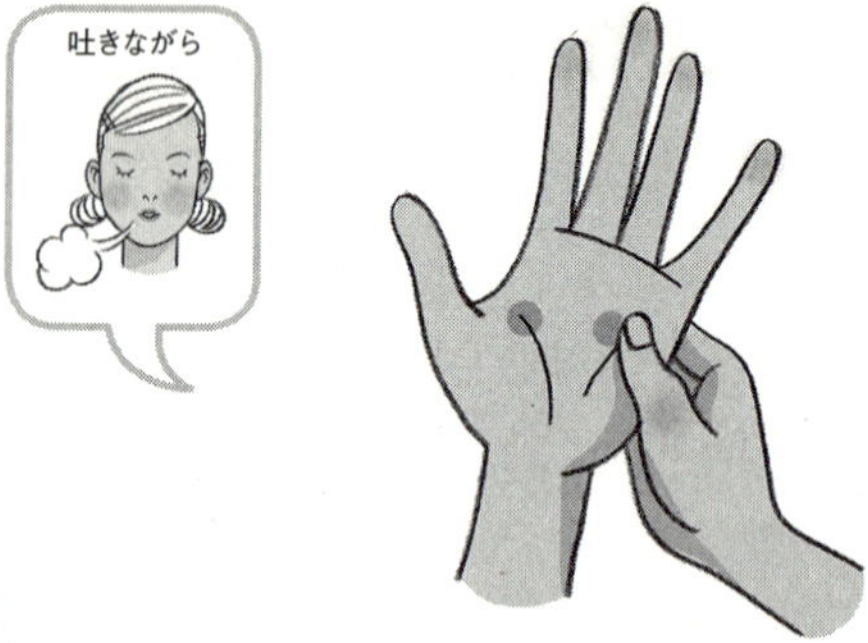

1

手のひらの中央（ヘソの位置）の左右をもみほぐす。

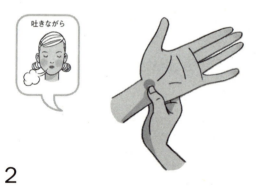

2

肛門を締めるように力を入れ、手首のやや上を親指で強めに押す。

免疫力アップ

刺激ポイント

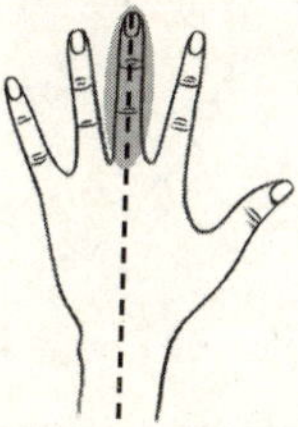

対応箇所

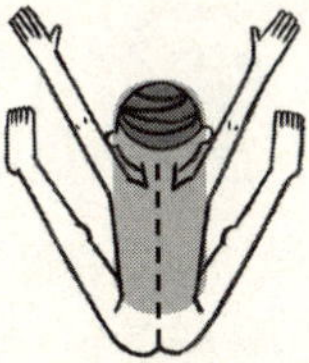

健康を維持するためには免疫力アップは欠かせません。骨のゆがみや骨のつまりがあると、それに対応するために生命力が浪費され、免疫力が低下してしまいます。

そうした事態を避けるために、自律神経安定の根幹部分に相応する中指を重点的に刺激しましょう。折り込んだり、反らせたりすることももちろんですが、中指の背をこすることは、東洋医学でいう「背骨に気を通す」という大切な効果があります。

体調が悪いときはもちろん、ふだんからこの指ヨガ呼吸法を欠かさずにやることで、病気にかかりにくい体を保つことができるのです。

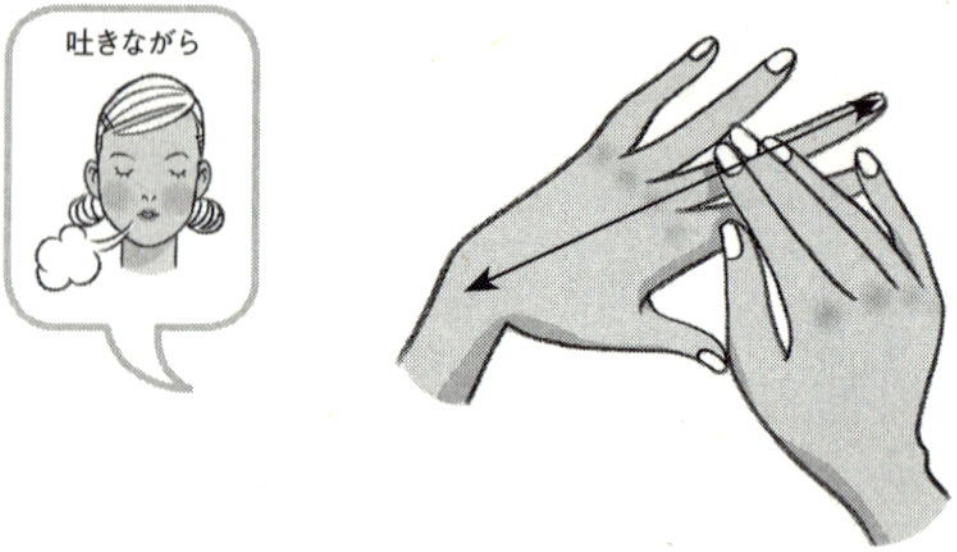

1

手首から中指先にかけてのラインを、反対側の手の指先でこするように刺激する。

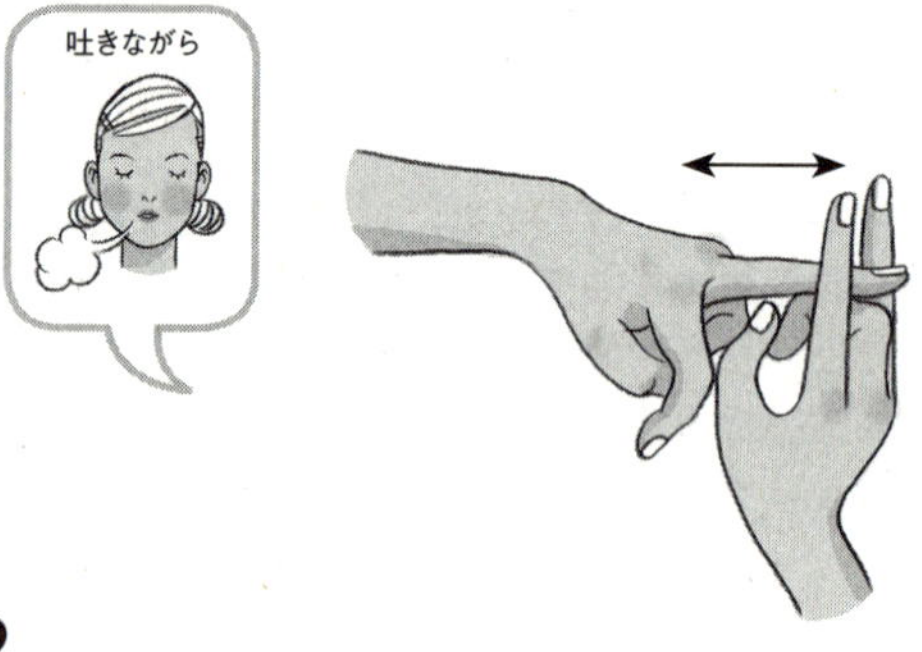

2

中指の背と横面と腹の部分をこする。

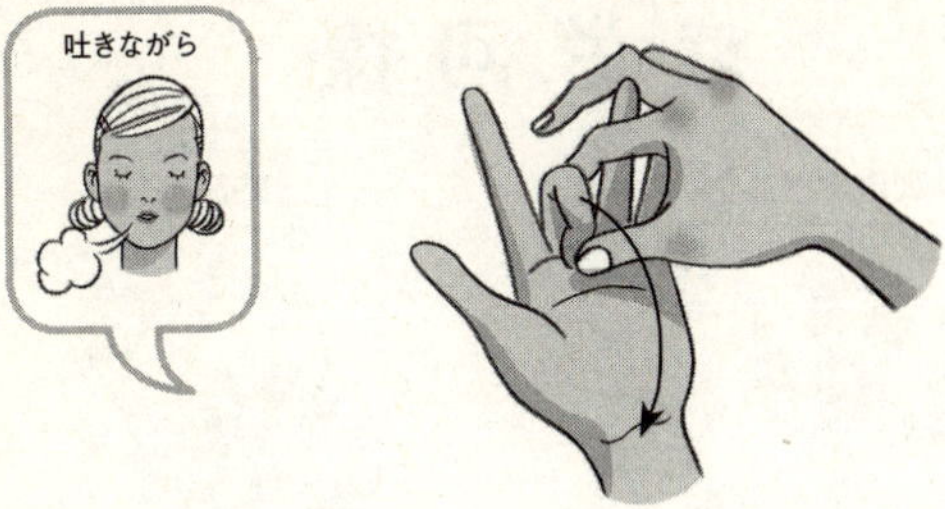

3

中指を折り込む。

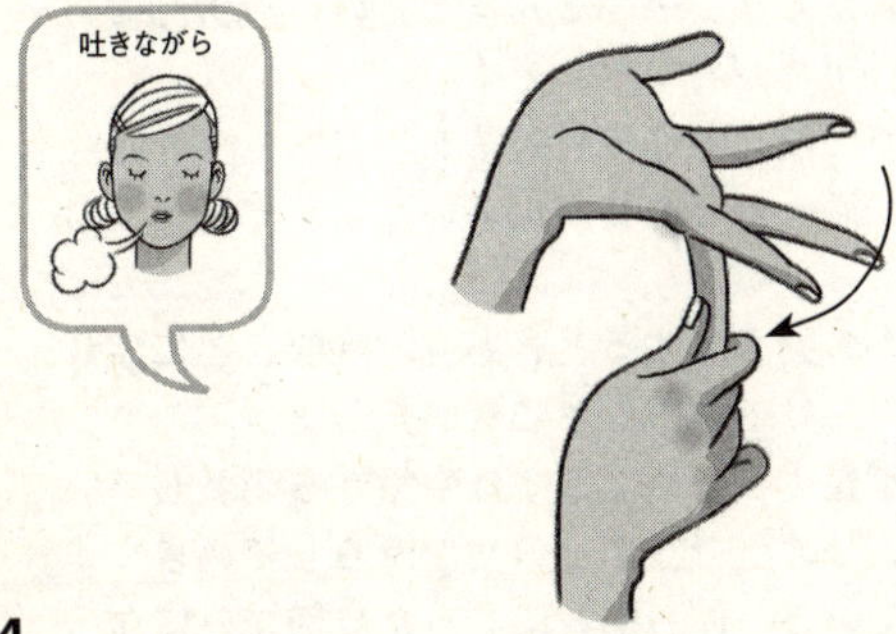

4

息を大きく吐きながら、中指を反らせる。

疲労回復

刺激ポイント

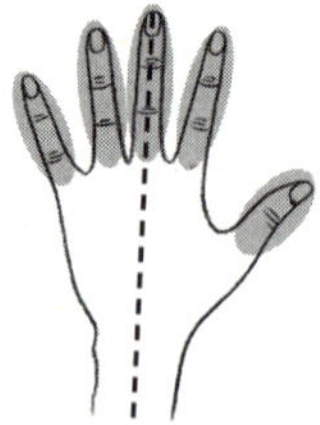

対応箇所

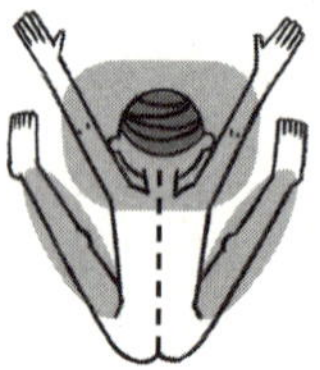

とくに具合が悪いわけではないのに、体がだるくて動きたくない……そんなときには疲労回復の指ヨガ呼吸法がおすすめです。

指ヨガの前に、浄化呼吸法をおこなって、呼吸とともに疲れや老廃物が出ていくようイメージします。

指ヨガの動きをするときも、一呼吸ごとに疲れを出すつもりで呼吸をおこないましょう。

背骨を整えるため、まずは中指から刺激していきます。その上で、全部の指を反らしていきます。

疲れていると体も猫背になったり前屈みになってしまいがちです。「反らす」という逆の動きをすることで、体の前後のバランスを整えていきましょう。

指ヨガをおこなう前に、疲れを吐き出すイメージで「浄化呼吸法」（２章参照）をおこなうと効果的。

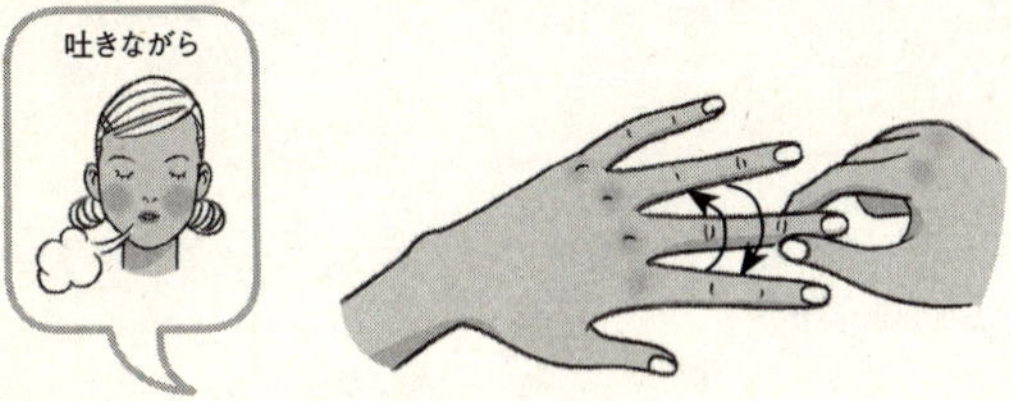

1

中指の第一関節近くをつまみ、グリグリと左右に10回ねじる。

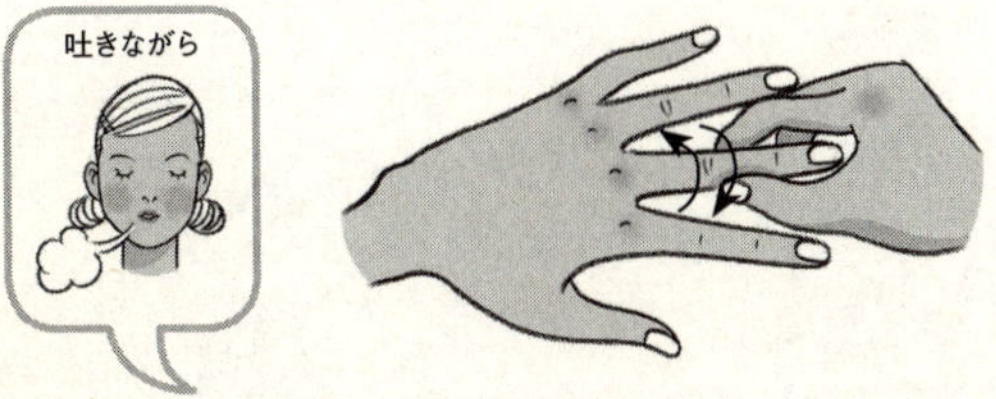

2

中指の第二関節近くをつまみ、左右に10回ねじる。

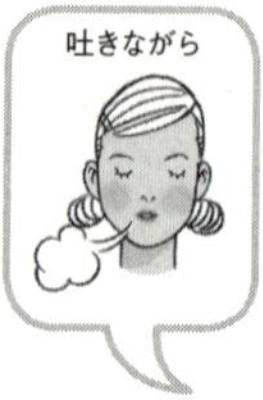

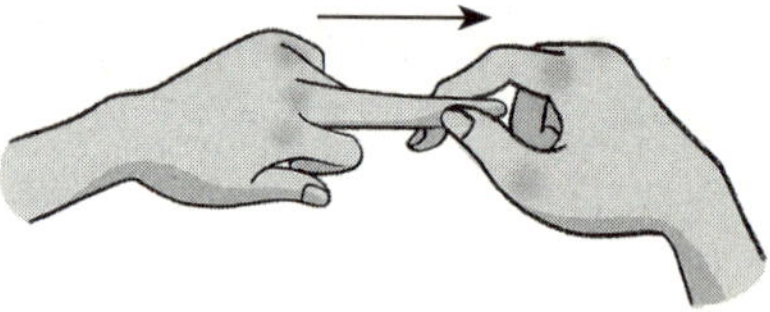

3

中指を根元から先のほうに伸ばすように押しもみ、最後に引き抜くようにパッと離す。

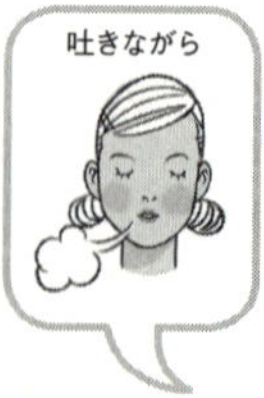

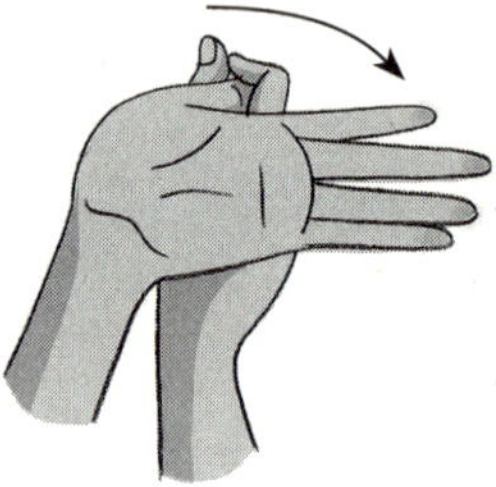

4

親指を反らせる。

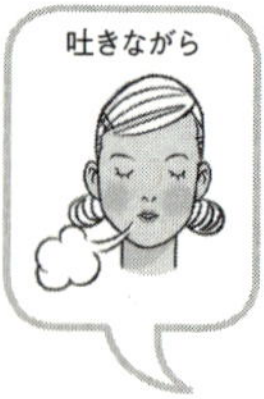

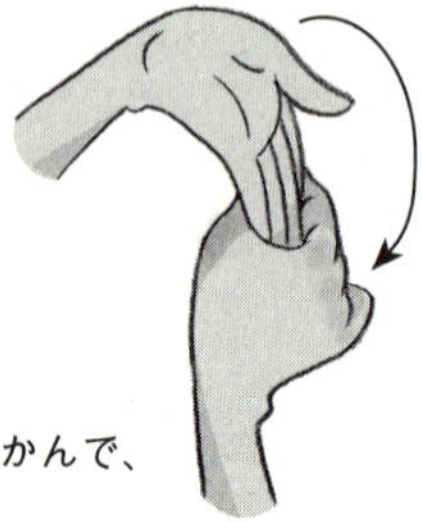

5

人差し指〜小指までの４本指をつかんで、
手首から反らせる。

生理痛

刺激ポイント

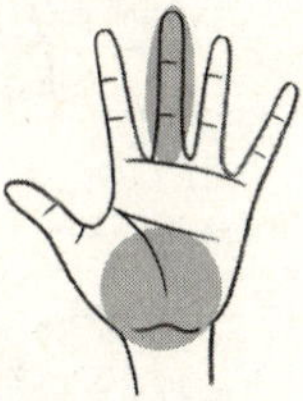

対応箇所

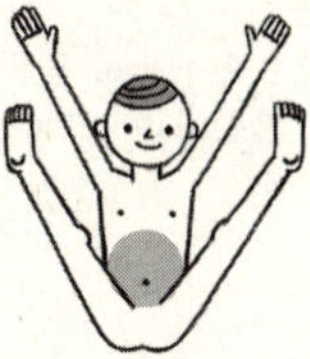

生理痛が重い場合は、ホルモンと体のゆがみがあると考えられます。

まずは手のひらの下腹部に相応する箇所をもんでいきます。痛みが出るところはバランスが悪くなっているので、重点的にもみましょう。

骨盤のゆがみを解消するには、中指をまわしたり引っ張ったりして刺激するのが効果的です。

仙骨に相応する箇所を押すのもおすすめ。手の甲の中指の両側の骨を下にたどっていって、真ん中よりやや下の少しくぼんだ箇所が刺激ポイントです

また、生理痛には冷えが関係していることが多いので、あわせて「むくみ・冷え性」の指ヨガ呼吸法をおこなうといいでしょう。

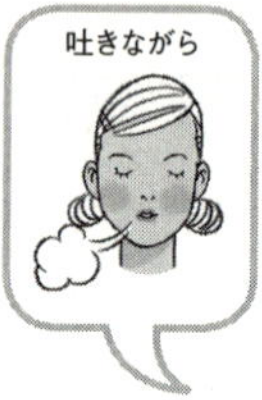

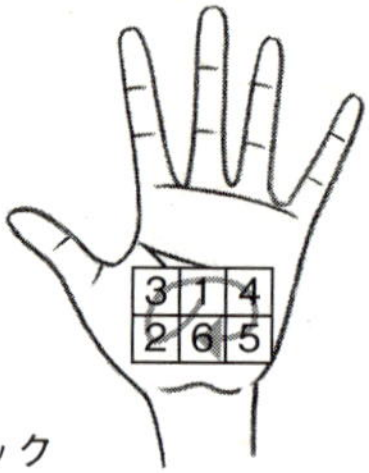

1

手のひらの下半分を、下の図のブロック分けの順番に押していく。

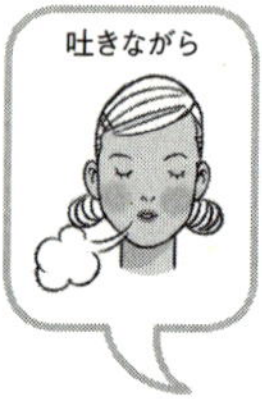

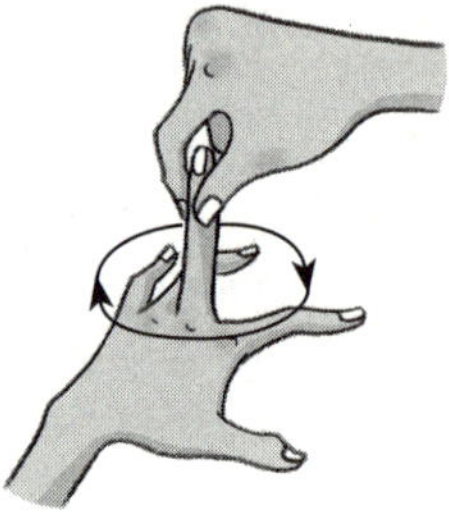

2

中指の先をつまみ、指の付け根を起点にゆっくりとまわす。

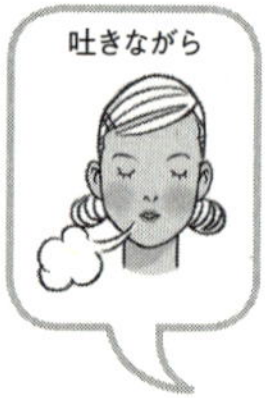

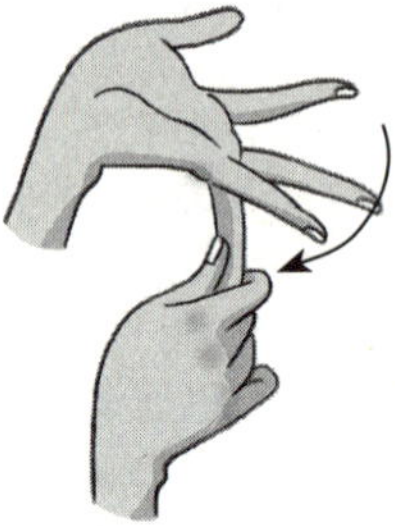

3

手のひらを上に向け、中指を反らせる。

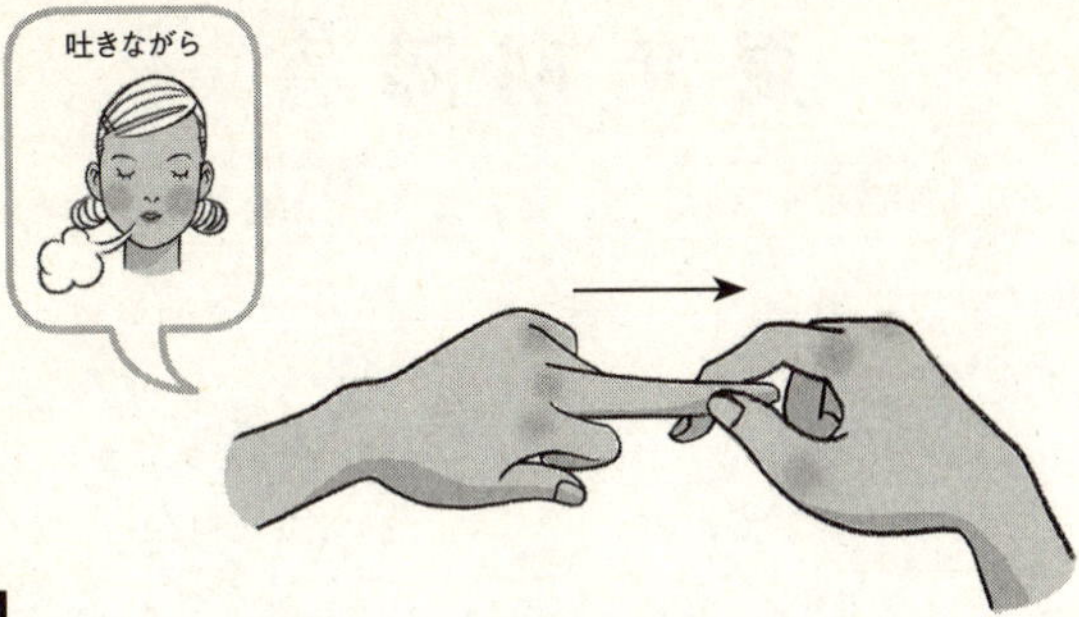

4

中指をもう一方の手で持って引っ張る。

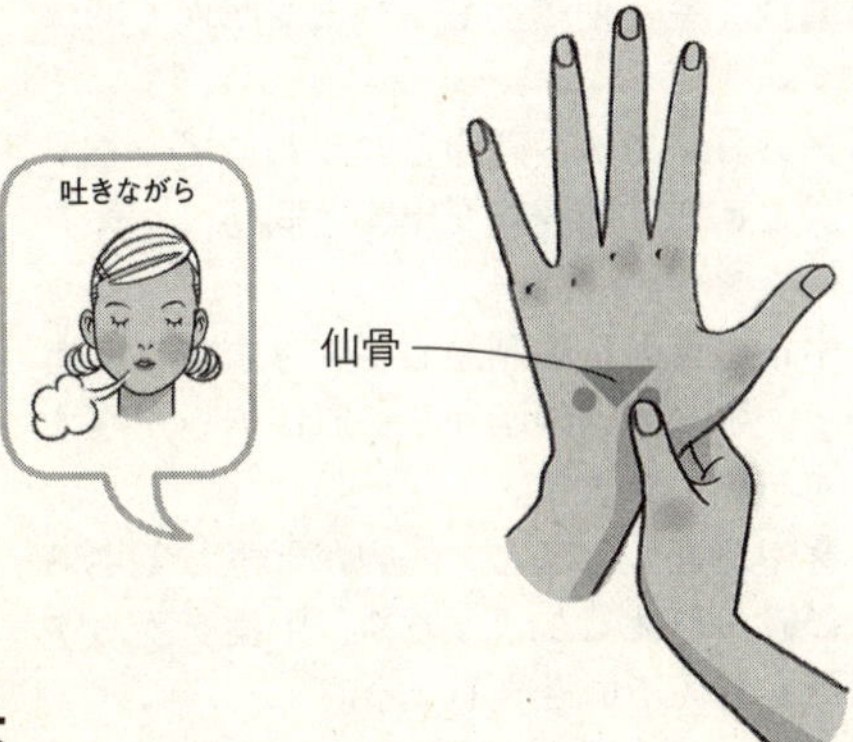

5

手の甲の中指の骨の両側の付け根部分（仙骨に相応）を、下から上に向かって強く押す（左右２箇所）。

更年期障害

刺激ポイント

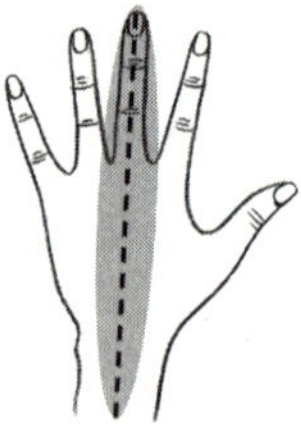

対応箇所

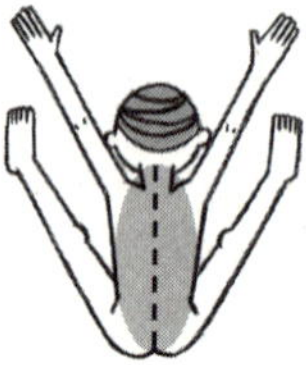

生理痛同様、更年期障害もホルモンが深く関係しています。

ホルモンの分泌力は、呼吸とかかわっています。まずは呼吸とともに老廃物を出すと同時に、体をほぐしていきます。

次に、中指（背骨）を刺激していきます。中指を手のひら、手の甲の両面から、肌に赤みがさすくらいこすっていきます。

また、背中が丸くなると、内臓が下垂して生殖器系にも影響を与えてしまうため、中指を反らすことで背骨を整えていきましょう。

更年期障害では、頭痛、肩こり、冷え性、不眠、憂うつといった症状が出ることがあるので、それぞれの指ヨガ呼吸法をおこなうのも効果的です。

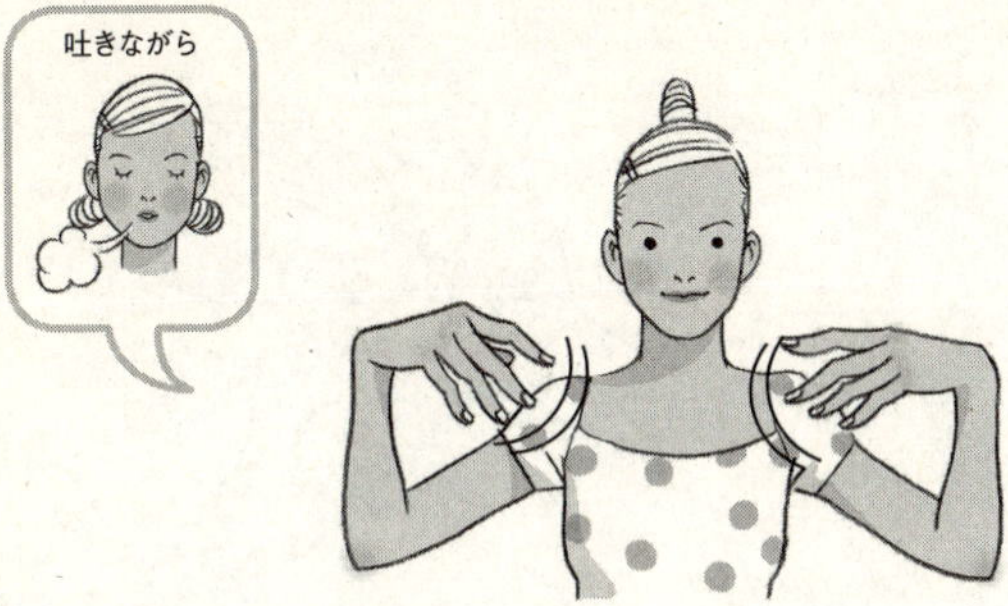

1

両手の力を抜いて、ブラブラと振る。

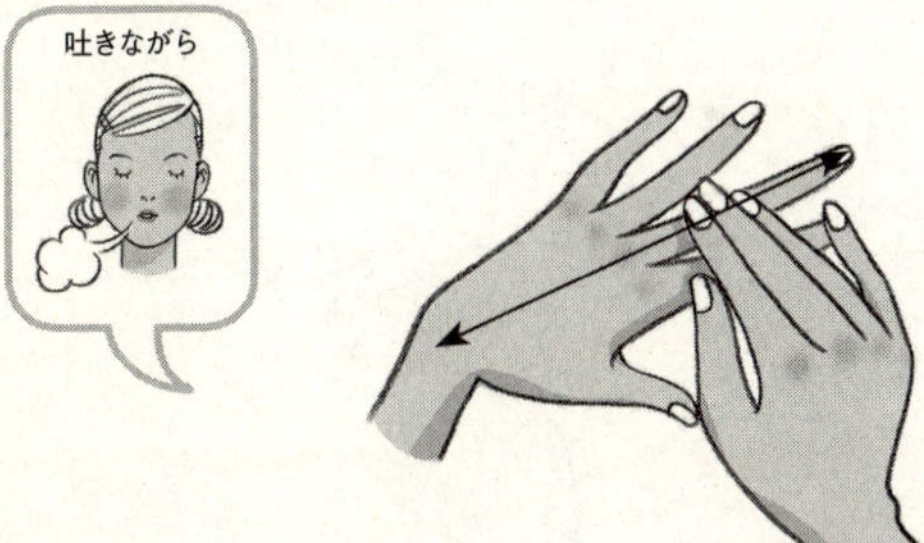

2

手首から中指先にかけてのラインを、反対側の手の指先でこするように刺激する。

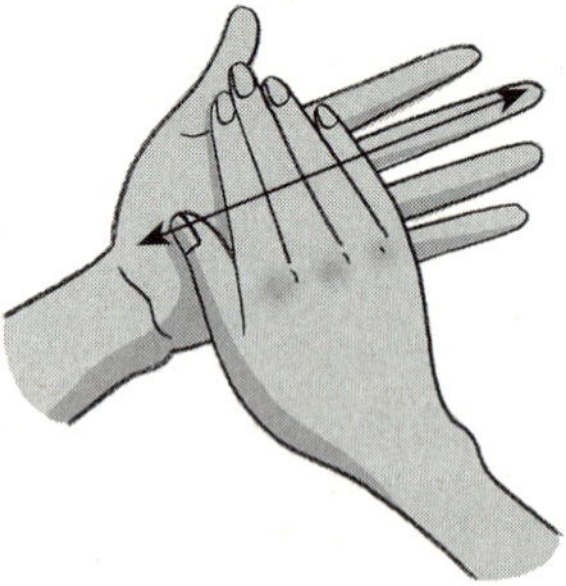

3

手のひら側も同じように、手首から中指にかけてのラインをこするように刺激する。

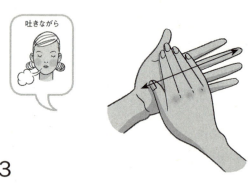

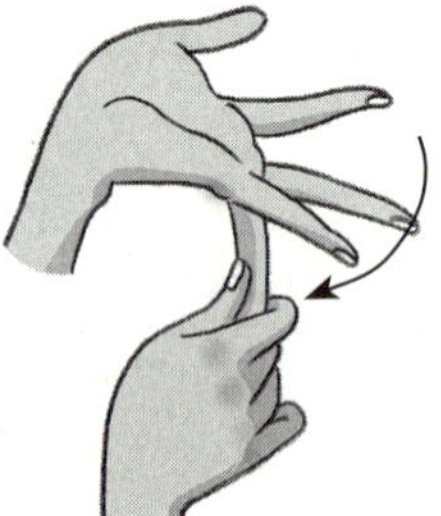

4

手のひらを上に向け、中指を反らせる。

4章

心の疲れがとれる！
〈悩み別〉指ヨガ呼吸法

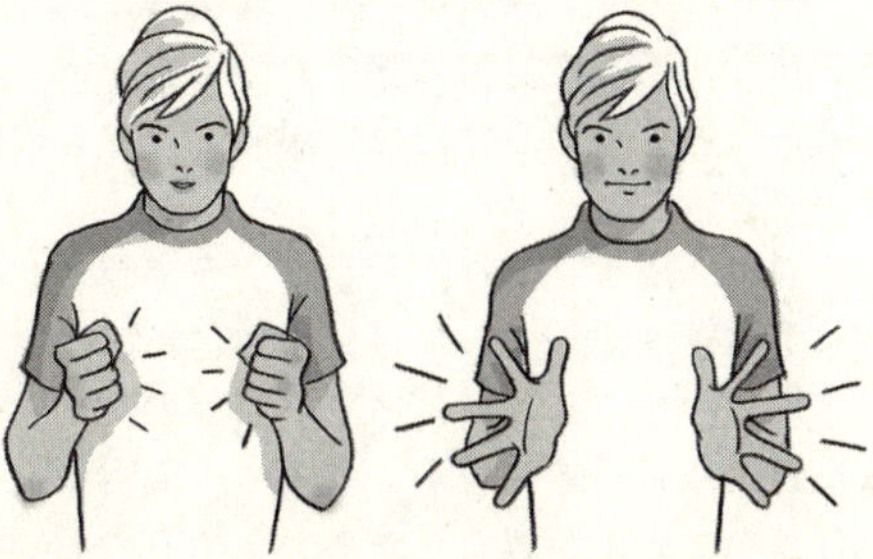

不眠症

刺激ポイント

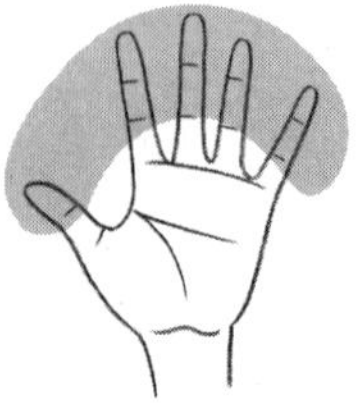

対応箇所

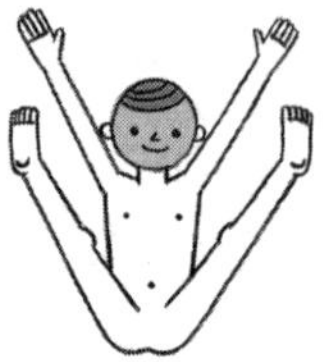

不眠症の大きな原因は、脳の過緊張にあります。ですから、不眠症対策は脳のくつろぎを導くことが第一。手をやわらげたり、温めたりするのが効果的です。

手や指を反らせたり、両手をブラブラさせることで手首をほぐしましょう。手首は首につながっていますので、これによって不眠症の人に共通する首のこりも同時に解消できます。入浴中にやるのもおすすめ。手湯をしたあとでやるのも効果的です。

呼吸は一般的な腹式呼吸で十分ですが、吸う息の約３倍の時間をかけて、ゆっくりと息を吐くように心がけてください。横になったときに「ヘソ呼吸法」をおこなうのもおすすめです。

眠る前に「ヘソ呼吸法」（2章参照）をおこなうと効果的。

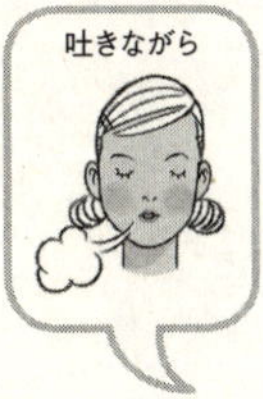

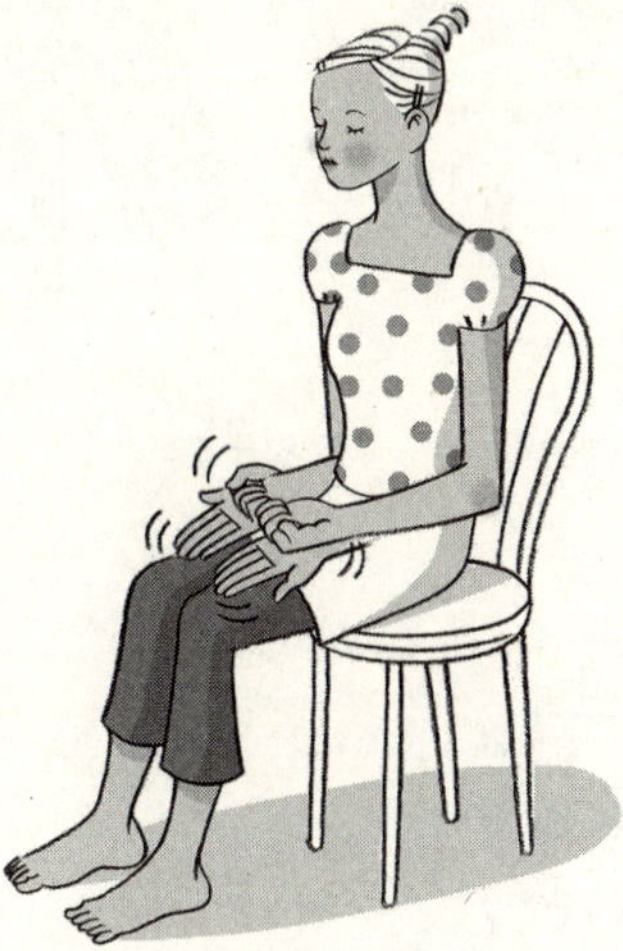

1

リラックスした姿勢で、
手のひらをゆっくり開
いたり閉じたりする。

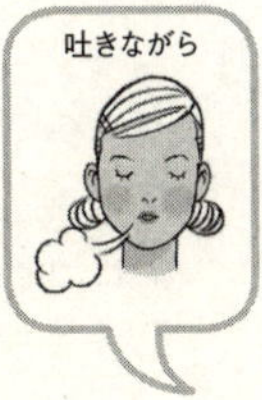

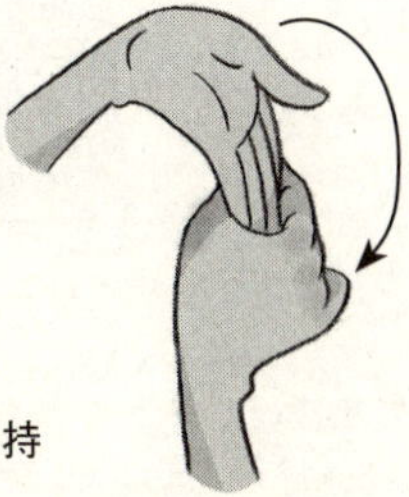

2

息を吐きながら一方の手の指先を持
って、手全体を反らせる。

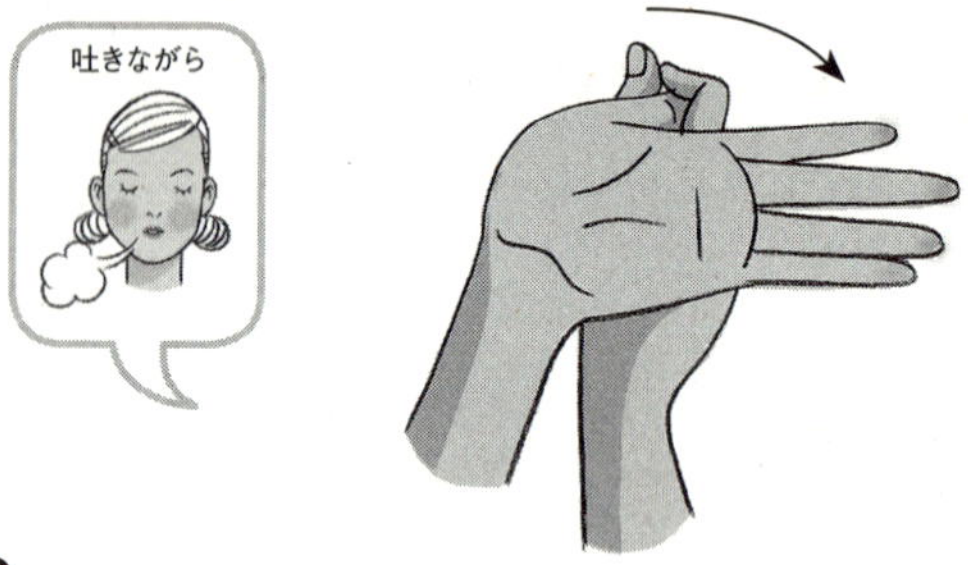

3

次に親指を持って反らせる。

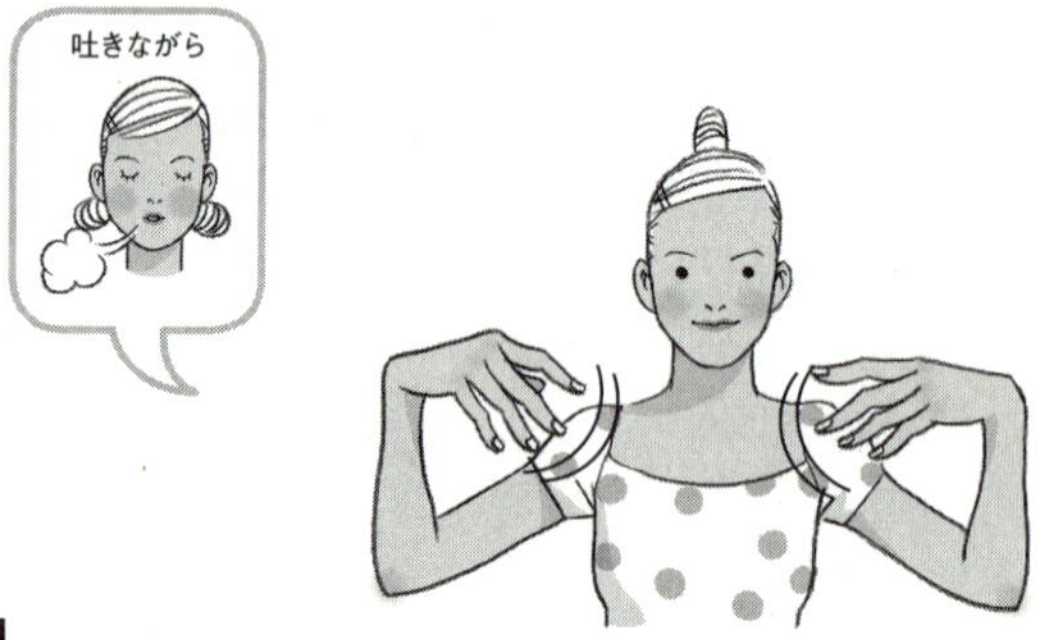

4

両手の力を抜いてブラブラと振る。

憂うつ

刺激ポイント

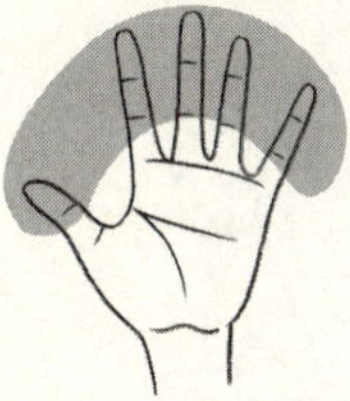

対応箇所

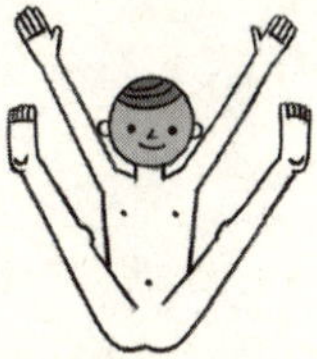

憂うつな気分を解消するには、やや大きめの動きが効果的です。血行をよくするとともに、気持ちを外に向けて心を解放するためです。

まず、両手の指を組んで腕をまっすぐ伸ばしましょう。

新しいことに取り組もうとするとき、「やるぞ！」という気持ちで、このようなジェスチャーをすることがあると思います。実際、この動きをしていると、指の末端まで血液がいきわたって、だんだん意欲がわいてきます。手の組み方を変えて、この動きを繰り返します。

指ヨガ呼吸法をはじめる前に、「完全呼吸法」をやっておくと、気分をリフレッシュする効果がさらに高まります。

指ヨガの前に「完全呼吸法」（２章参照）をおこなうと効果的。

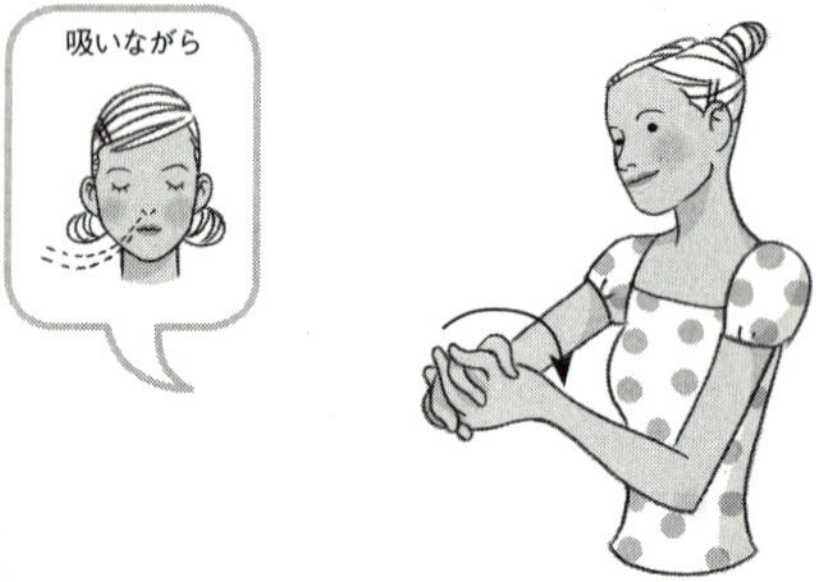

1

両手の指を組み、親指を内側に受けて手を反転させる。

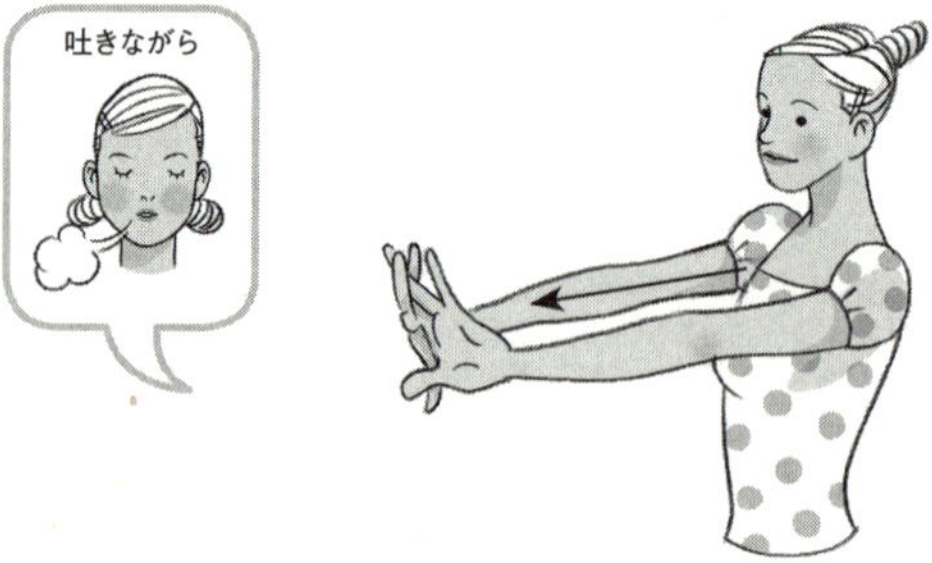

2

そのまままっすぐ伸ばす。

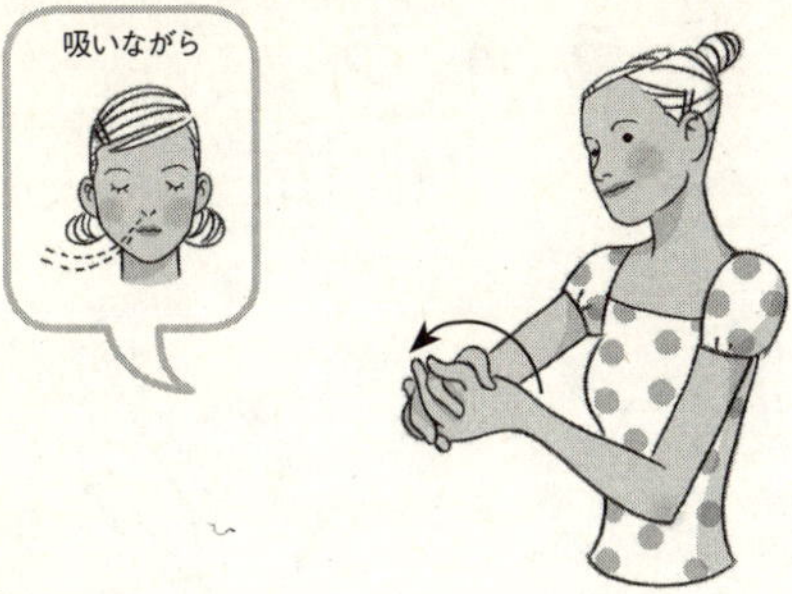

3

手を１の状態に戻し、親指を外側に向けて手を反転させる。

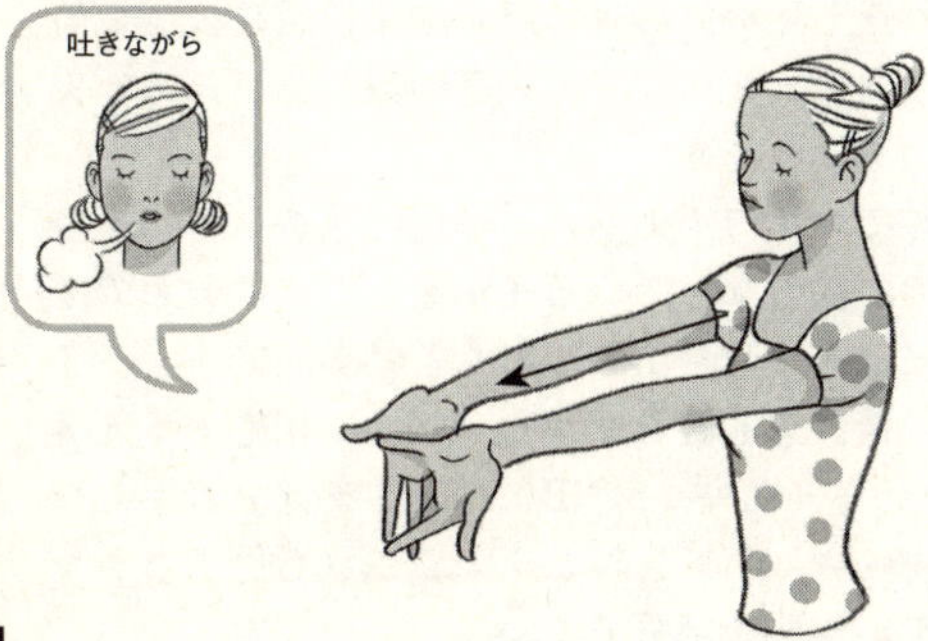

4

そのまままっすぐ伸ばす。１〜４の動きを２〜３回繰り返す。

イライラ

刺激ポイント

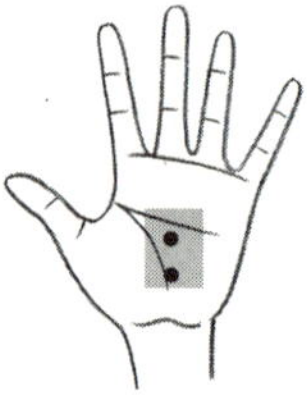

対応箇所

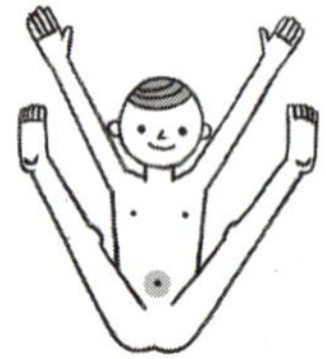

イライラの原因にはさまざまなものがありますが、共通しているのは、怒りや不快感によって気が上がったままになり、全身の気のバランスを失っていることです。

そこで、指ヨガの前に「浄化呼吸法」で、イライラの原因となっているイヤなものや悪いものを呼吸とともに吐き出しておくと効果的です。

その後、息を吐きながら、ヘソに相応する部分（手のひらの中央）、丹田に相応する部分（手のひら中央のやや下）を押します。ヘソも丹田も心身の安定に重要な部分です。

丹田は、ヘソから握りこぶし１つほど下に位置しており、東洋医学ではそこに気（エネルギー）を集めると心身が安定するといわれています。

指ヨガの前に、イライラした気持ちを呼気と一緒に吐き出すイメージで「浄化呼吸法」（2章参照）をおこなうと効果的。

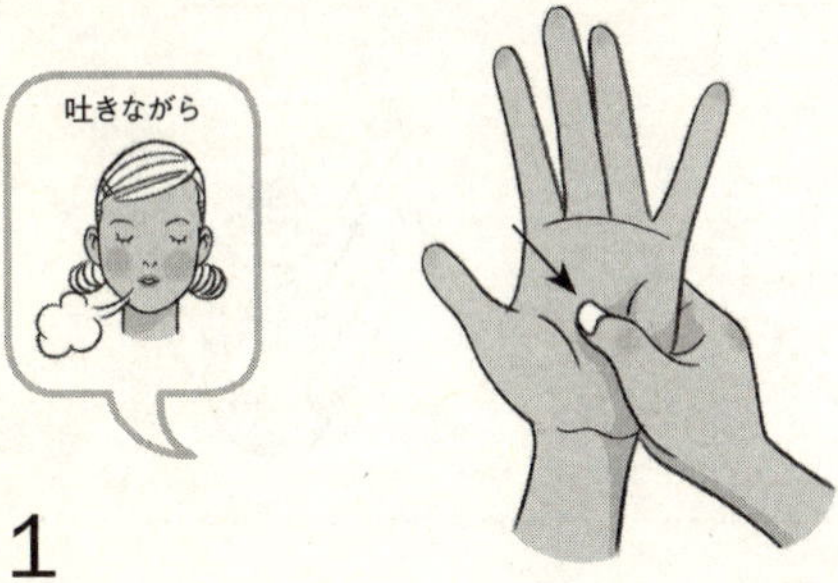

1

ヘソに相応するポイントを、息を吐きながら最低10秒かけて押す。

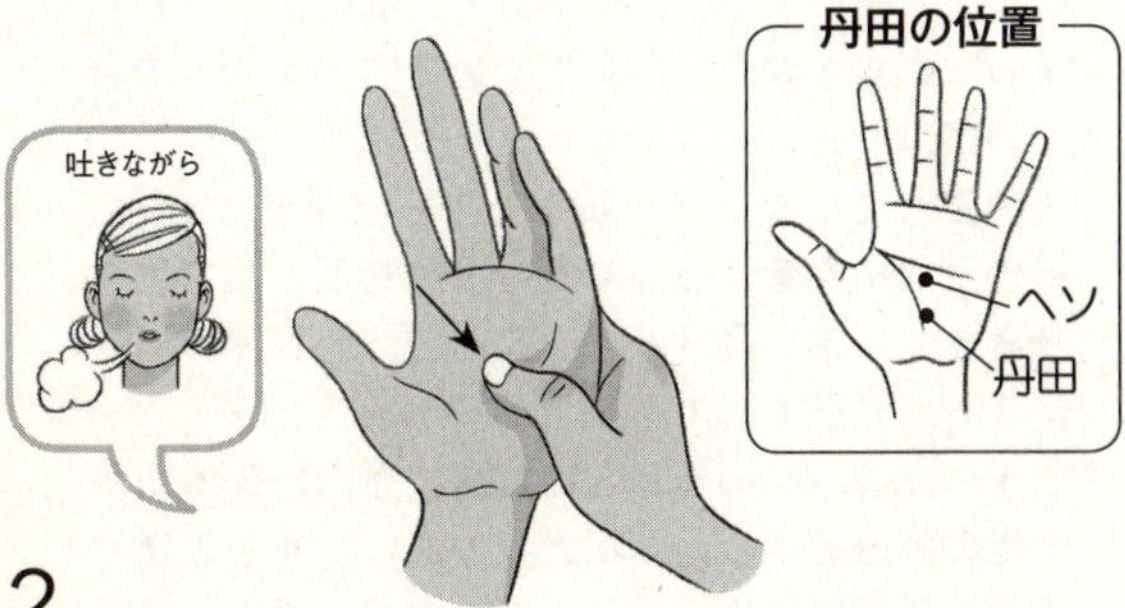

2

丹田に相応するポイント（手のひらの中央よりやや下）を、息を吐きながら最低10秒かけて押す。

怒りを鎮める

刺激ポイント

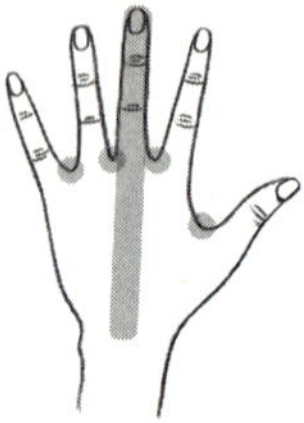

対応箇所

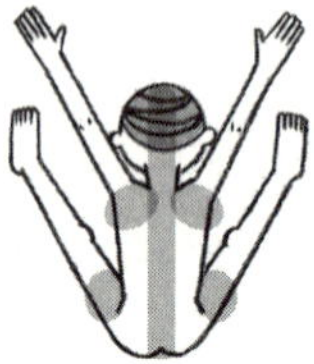

日々の生活のなかでは、誰しも腹が立つことはあるものです。しかし、それを出すか出さないかは人それぞれ。感情的になると人間関係もこじれてしまいますから、怒りを鎮める方法を知っておくのに越したことはありません。

興奮しているときは肩が上がってきますから、その反対になるよう、ぐーっと胸を反らして息を吐きます。逆の動きをすることで、心と体のバランスを取り戻すのです。

また、怒っているときには肩にも力が入るため、中指の両脇をはじめ、指と指のあいだをもみほぐすのも効果的です。

体のこわばりをとっていくことで、心のこわばりもほぐれていきます。

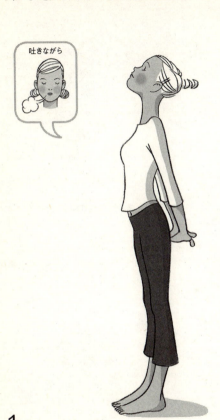

1

両手を背中で組んで、胸と組んだ手を10秒くらい反らす。

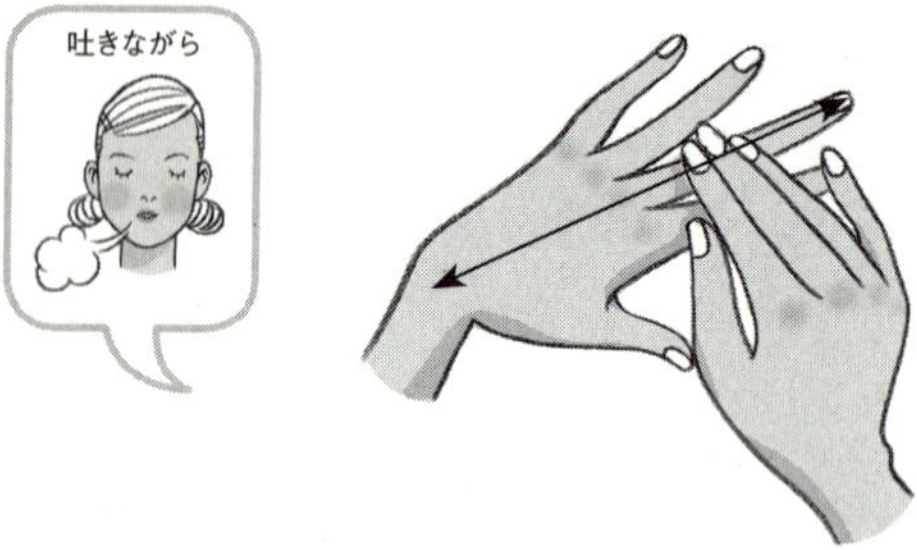

2

手首から中指先にかけてのラインを、反対側の手の指先でこするように刺激する。

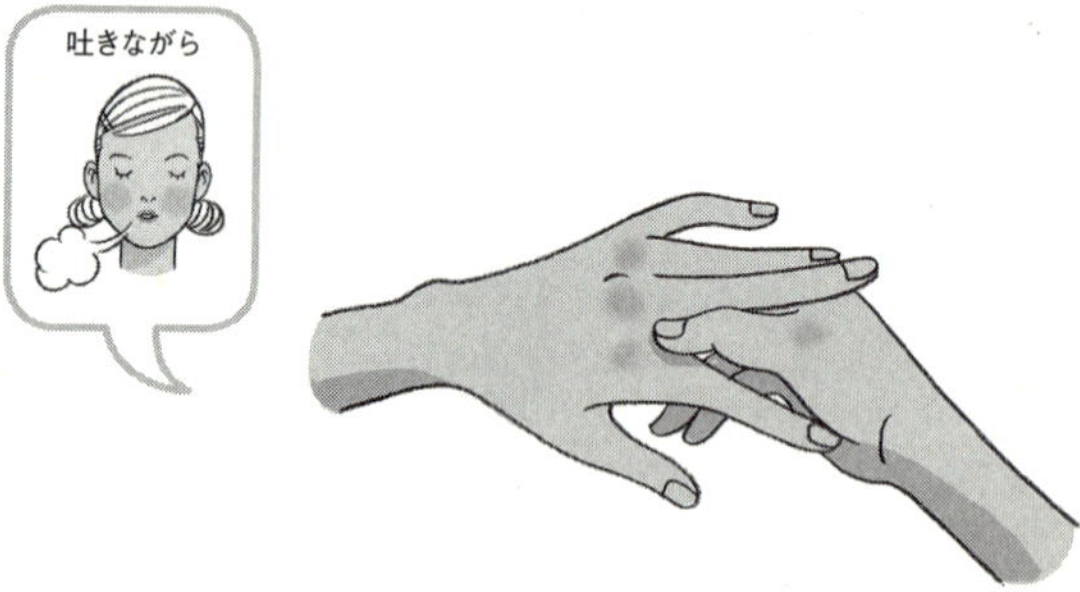

3

各指のあいだをもんで、ほぐす。

緊張・あがり症

刺激ポイント

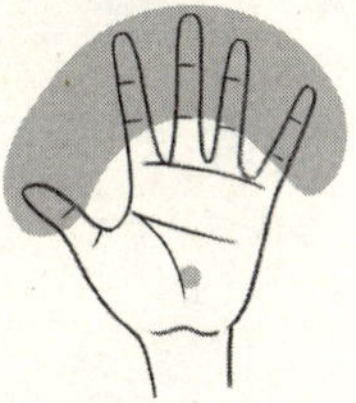

対応箇所

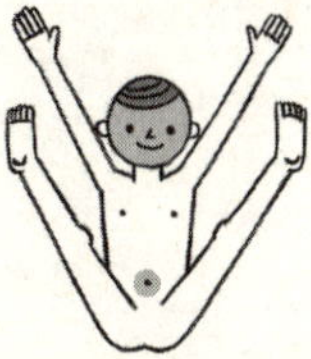

大事な試験や面接、プレゼンテーションを前にすると、緊張して誰でも手を固く握りがち。緊張を解くにはその反対の動作として、意識的に手を広げるのが効果的です。

丹田を押すのも効果的。緊張して頭に上がった気を下げることで、落ち着きを取り戻すことができます。

指のあいだを広げるときは、反対側の手を使って息を吐きながらおこないます。これは試験中やプレゼンの最中でもできる動作です。

また、プレゼンなどで机に向かっているときは、手を後ろ向きにして反らせる動作を入れてもいいでしょう。手首を伸ばすことで、呼吸もラクになります。

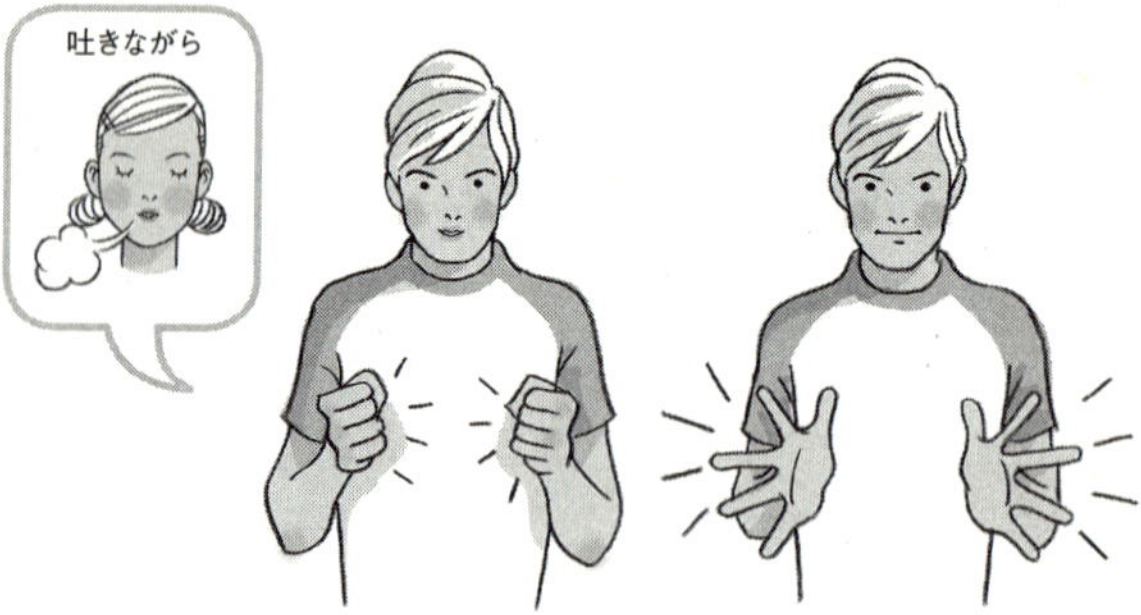

1

手首をブラブラさせて力を抜いておく。息を吐きながら、手をぎゅっと握る、思いきり開く、という動作を繰り返す。

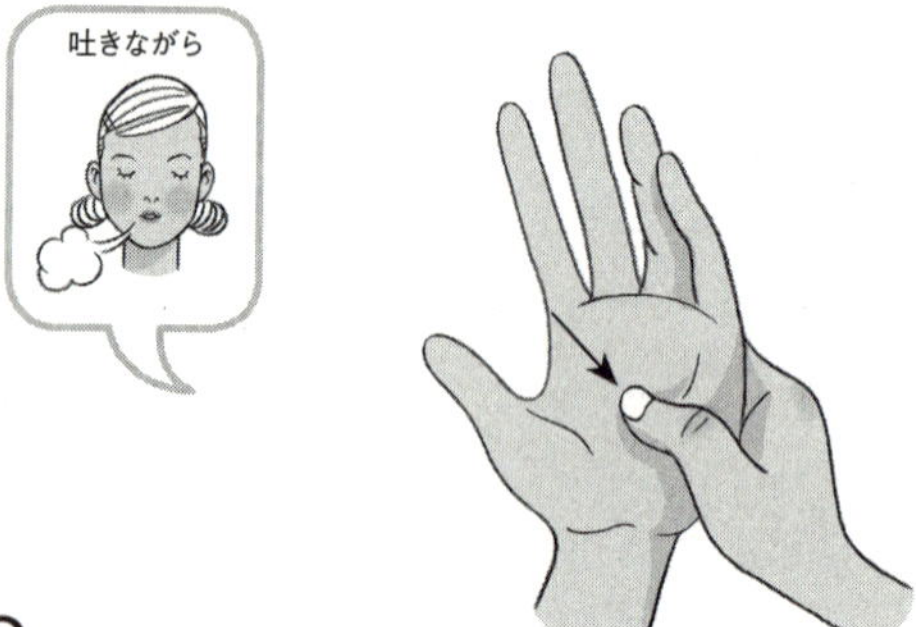

2

丹田に相応するポイント（手のひらの中央よりやや下）を、息を吐きながら最低10秒かけて押す。

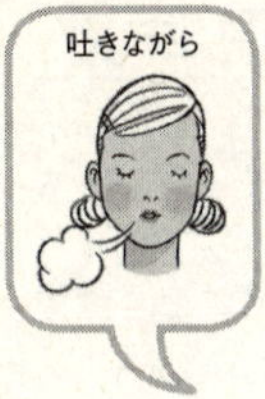

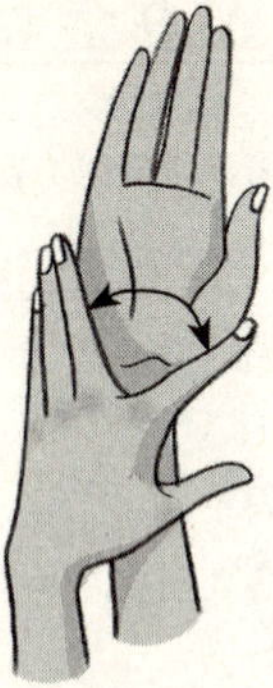

3

反対側の手首を使って指のあいだを広げる。

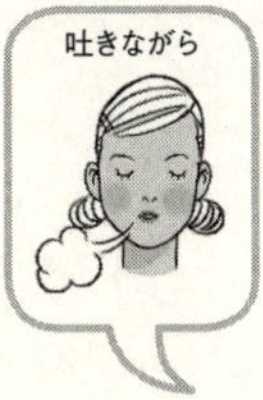

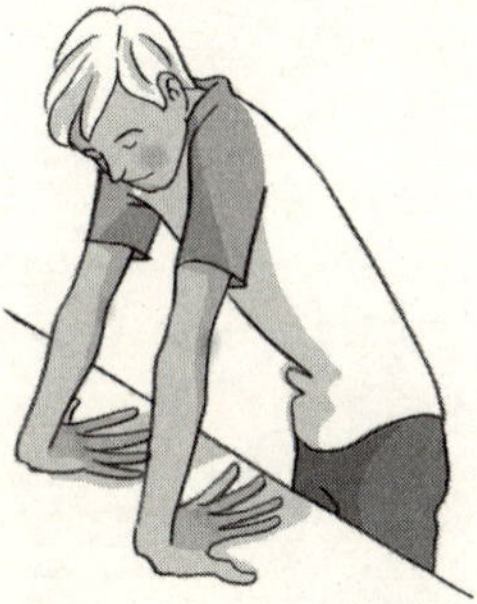

4

机などを使って、手を後ろ向きについて反らせる。

緊張・あがり症に効く耳ヨガ

耳をゆっくり触ると、緊張をゆるめ、リラックスする効果があります。

頭部の刺激ポイントは耳の下部になりますが、耳全体をもむとよいでしょう。

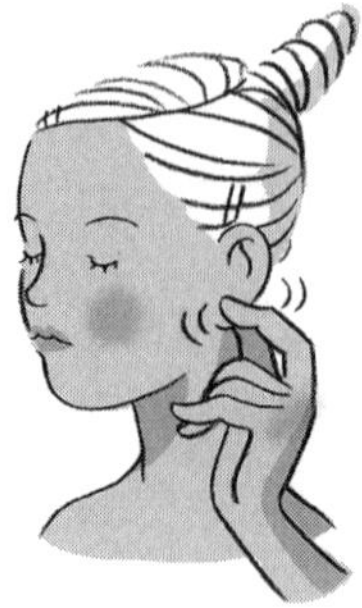

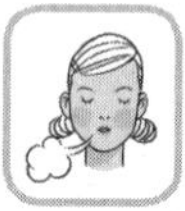

1 耳全体をやさしくもみもぐす。

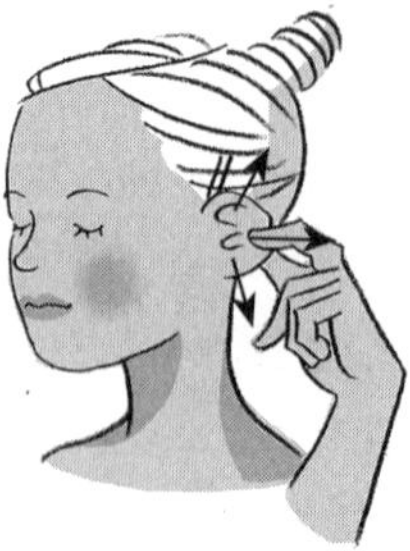

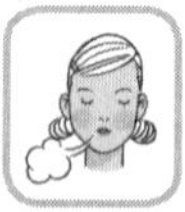

2 耳を上下、横、斜めなど、あらゆる方向にゆっくり引っ張る。

集中力低下

刺激ポイント

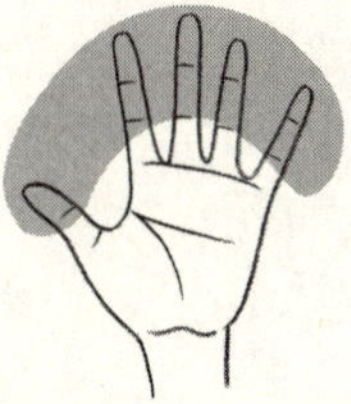

対応箇所

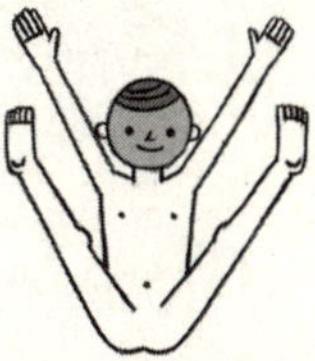

「物事に集中できない」「頭がボーッとする」という原因の多くは、脳の酸素不足にあります。体内に新鮮な空気をたっぷり取り入れることを考えましょう。もちろん、朝起きたばかりの状態でおこなえば、スッキリとした目覚めが迎えられます。

酸素を取り入れる体にするためには、全身を広げるのが効果的。ゆっくりと息を吐きながら、両腕がまっすぐになるよう、両側から押すようにして指を広げてください。この指ヨガ呼吸法は、「手だけでおこなう深呼吸」といってもよいでしょう。

効果を増すためには、この指ヨガの前に「浄化呼吸法」をしておくことをおすすめします。悪い息を吐ききると同時に、新しい空気を取り込んでリフレッシュするためです。

指ヨガの前に、集中を妨げる雑念を呼気と一緒に吐き出すイメージで「浄化呼吸法」（２章参照）をおこなうと効果的。

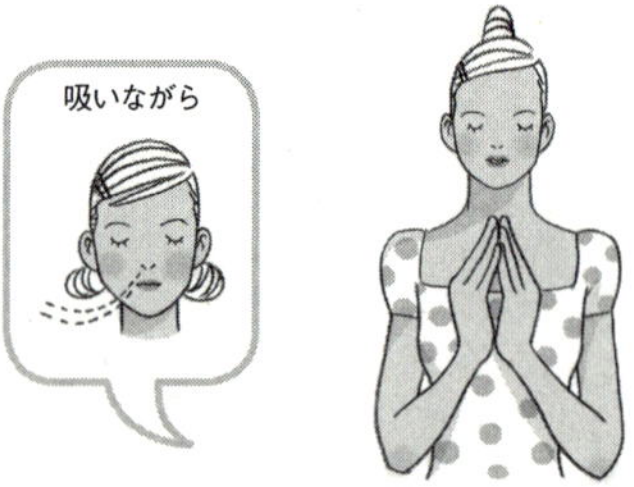

1

手をゆるめて両手を合わせながら息を吸う。

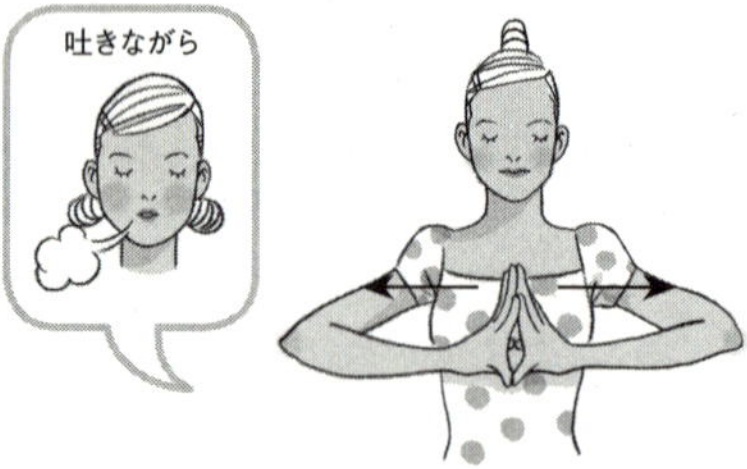

2

息を吐きながら指を広げ、同時にひじを伸ばしていく。１～２の動きを繰り返す。

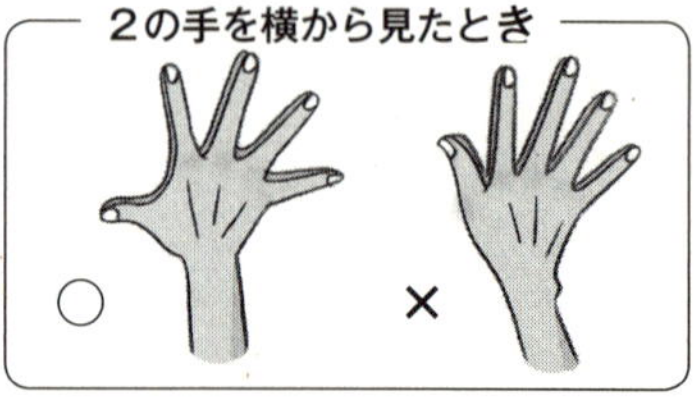

集中力低下に効く眼ヨガ

〈中心凝視法〉

眼ヨガの中心凝視法は、眼筋の調整とともに、集中力アップ、精神統一にも役立ちます。

眉間というのは脳の前頭葉に当たります。ここに意識を集中することによって、先を考える能力や、物事の本質をつかむ能力が高まります。

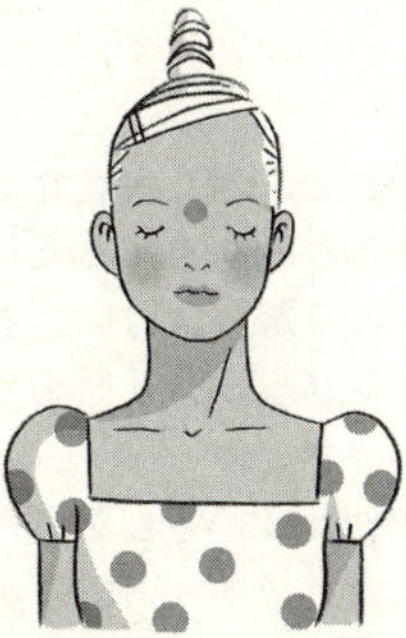

1 目を閉じて、深呼吸をしながら、眉間に意識を集中する。

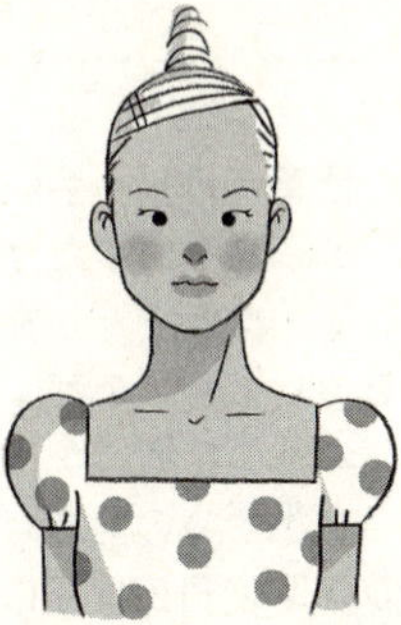

2 目を開けて、深呼吸をしながら、まばたきせずに鼻先を注視する。疲れたら1～2分眼を閉じて休ませる。これを2～3回繰り返す。

判断力低下

刺激ポイント

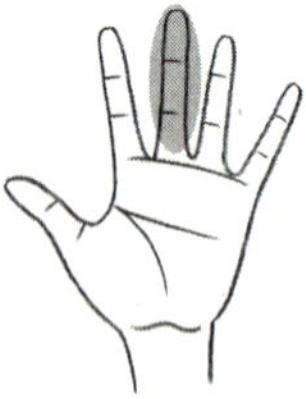

対応箇所

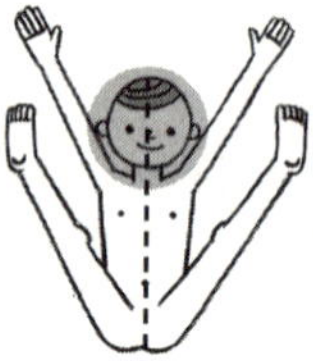

仕事が忙しく手いっぱいのとき、深く考えないでメールを出したり、中途半端な結論を出したりして、あとで「しまった」という経験は誰にもあるでしょう。これは、気のアンバランスが原因でパニック状態になっているのです。

おすすめの対策は、「丹田呼吸法」をしながらの合掌《がっしょう》。丹田は俗にいう肚のことです。丹田呼吸法によって、文字通り肚を据えて、物事に動じない心身の状態にするわけです。

合掌自体にも心身のアンバランスを解消する働きがあります。左右に流れる陰と陽のエネルギーのバランスをとると考えられているからです。そうした理屈を抜きにしても、実際に合掌をしてみれば平常心を取り戻せるのを実感できるでしょう。

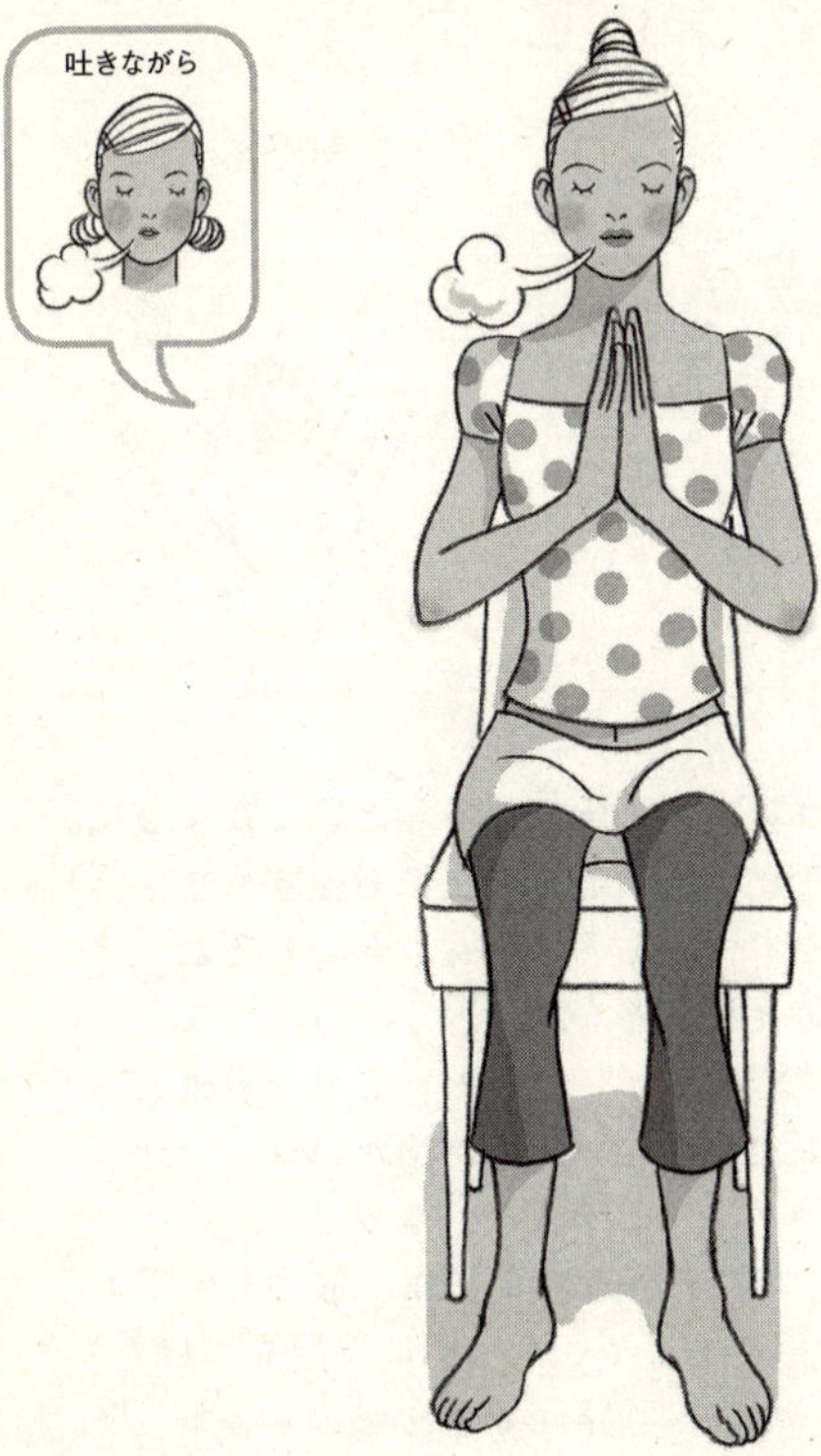

「丹田呼吸法」（2章参照）をやりながら、中指を押し合うような気持ちで合わせて上に伸ばすようにしながら合掌する。

認知症予防

刺激ポイント

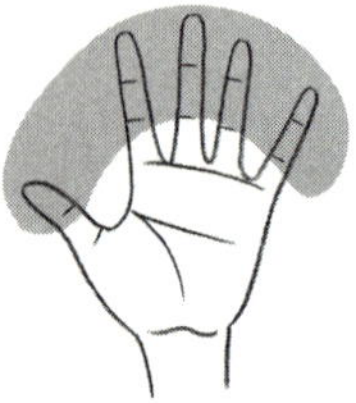

対応箇所

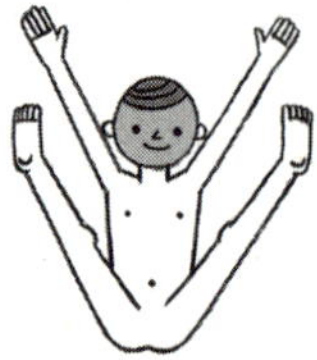

前に「手は露出した脳である」と述べたように、指を動かすことは脳の老化防止にも役立ちます。

やり方は簡単、左右の手で違う形にしておいて、それを入れ替えることを繰り返すだけ。

ところが実際にやってみると、これが意外と難しい。なぜかというと、脳の回路がパターン化して、新しい動きに対応できないからです。

また、高齢者に転倒が多いのは、筋力の低下もありますが､足をあげていないのに「足をあげた」という間違った脳の回路ができあがってしまっていることも関係しています。

この指ヨガを繰り返しているうちに、脳に新しい回路ができると同時に、体と意識の結びつきも強くなり、脳が活性化していきます。

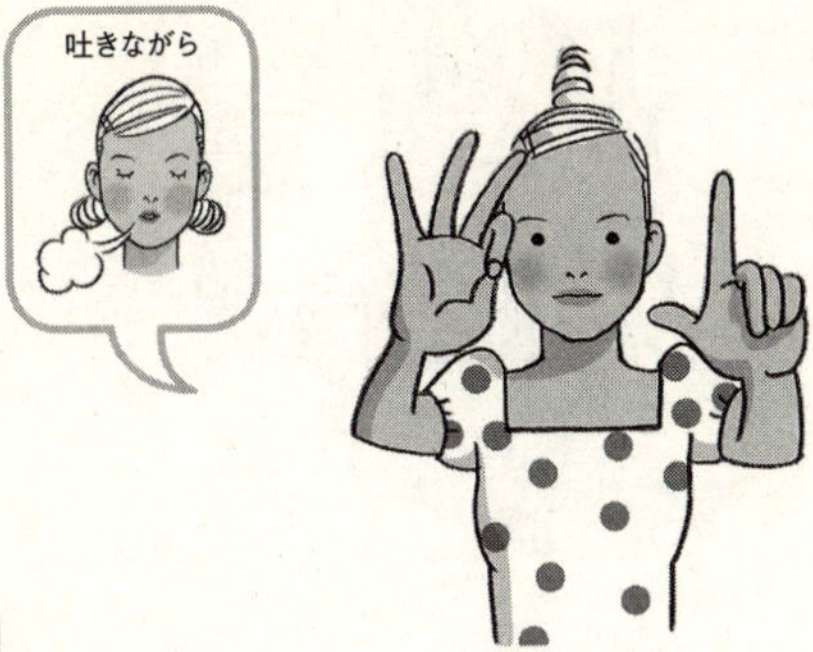

1

右手は親指と人差し指をつけ、左手は親指と人差し指を伸ばす（中指から小指は折り曲げる）。

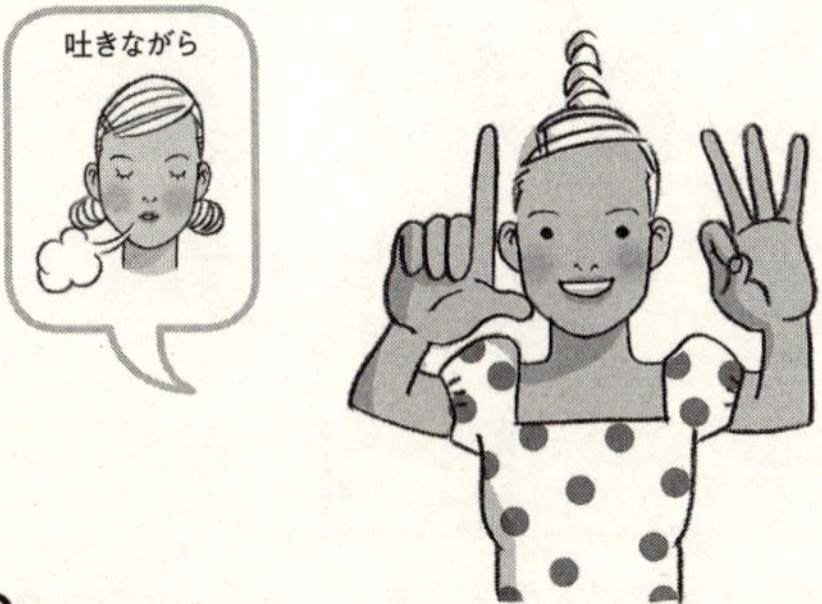

2

右手と左手の形を入れ替える。息を吐きながら１～２の動きを繰り返す。

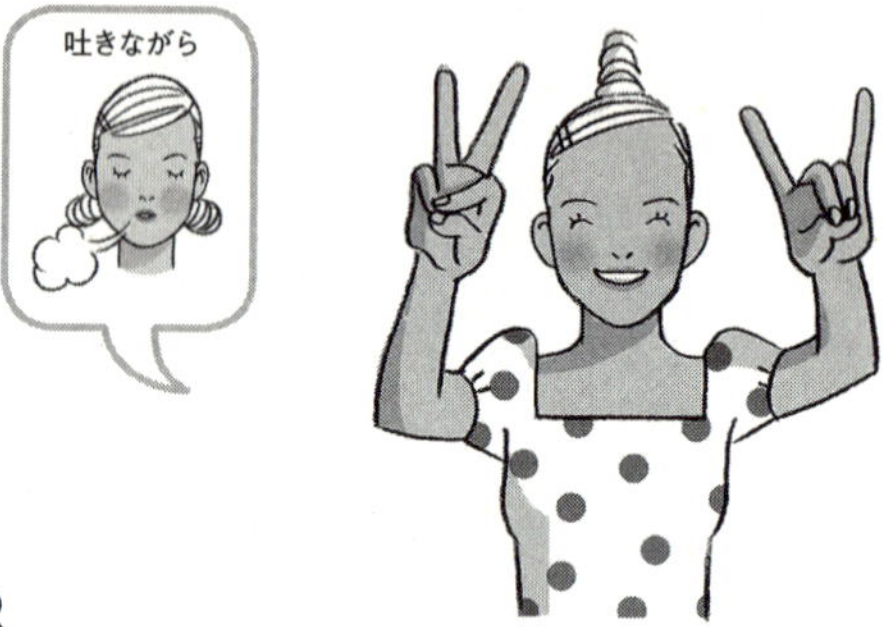

3

右手はウサギ（中指と薬指が出ている）、左手はキツネ（人差し指と小指が出ている）の形にする。

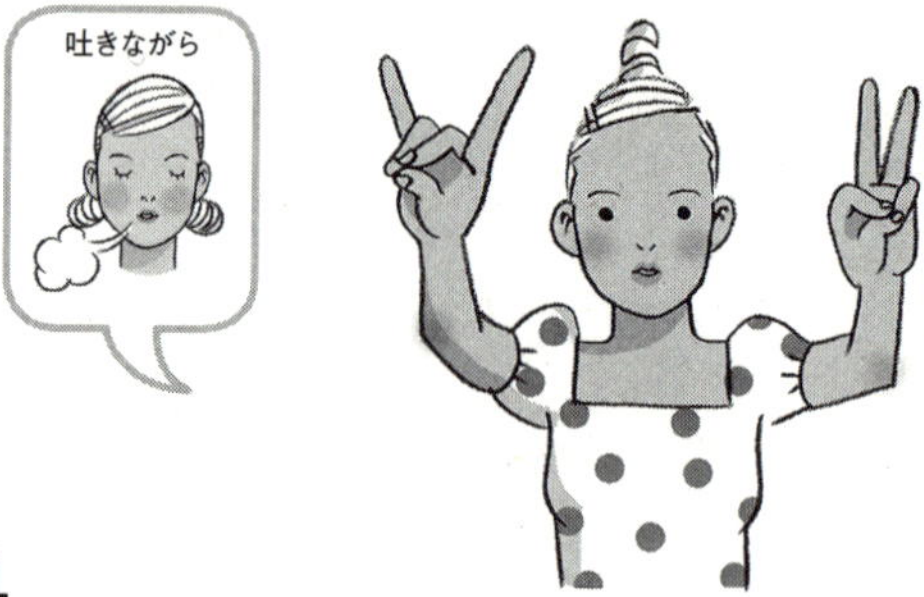

4

右手と左手の形を入れ替える。息を吐きながら３～４の動きを繰り返す。

眼を閉じておこなうほうが、視覚にとらわれず、やりやすい。

禁煙・禁酒・ダイエット

刺激ポイント

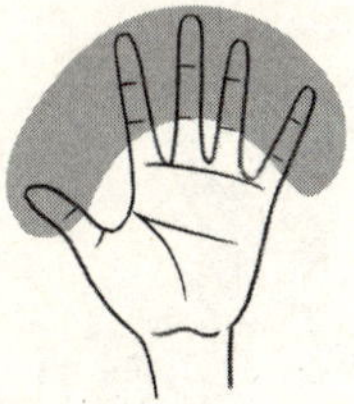

対応箇所

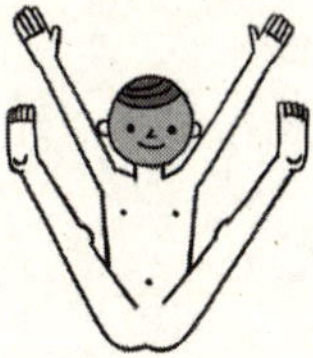

禁煙や禁酒、ダイエットは、やみくもに我慢するのではなく、ストレスを少なくすることが先決です。我慢していると、それがかえってストレスになり、せっかくうまくいっても逆戻りしてしまうことがあります。

そこで、指で輪をつくる「印」で、心身のアンバランスを整えていきます。「印」は古代のインドの僧が祈りのときに用いた所作が起源といわれています。

同時に、ストレスを吐き出しているイメージで「浄化呼吸法」をおこなうことで、喫煙や飲食の過剰な欲求を抑える役割が期待できます。

食欲を抑えるには、胃のポイントを刺激するのもおすすめです。

指ヨガの前に、ストレスを吐き出すイメージで「浄化呼吸法」（２章参照）をおこなうと効果的。

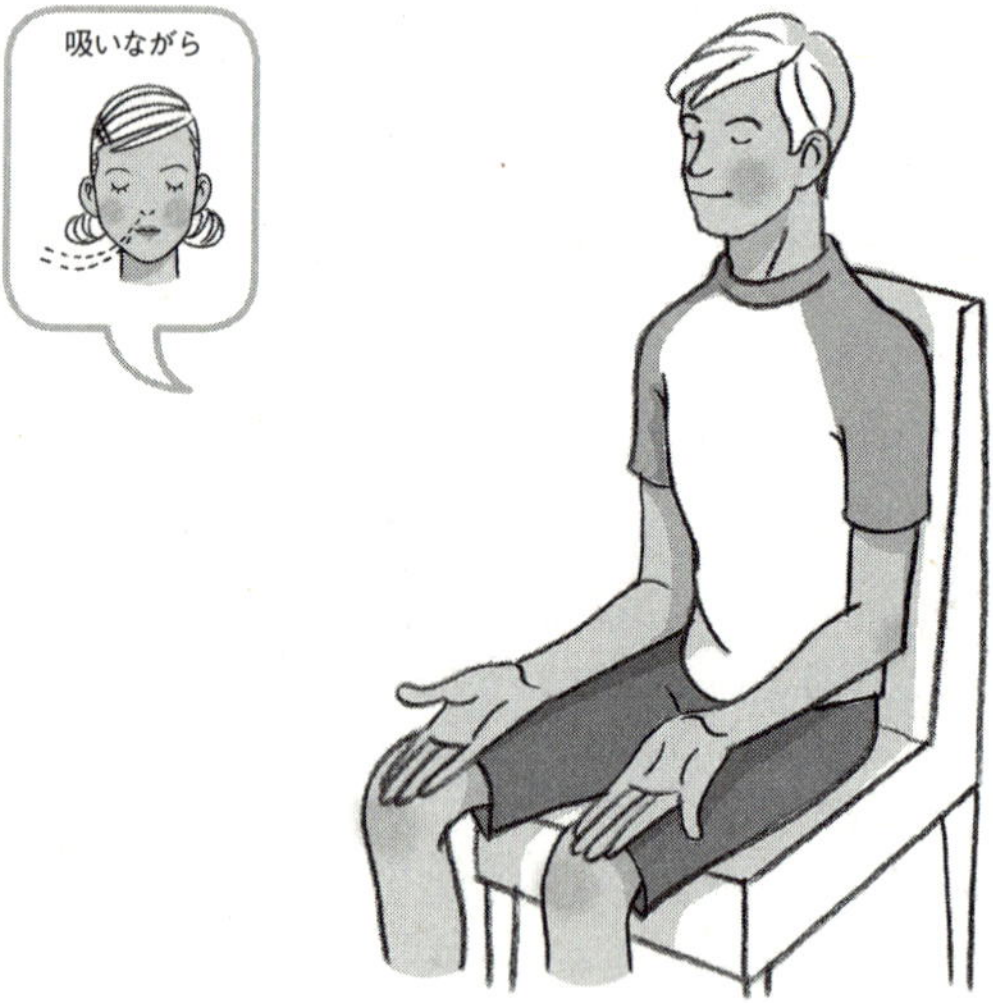

1

椅子に腰かけ、手のひらをひざにのせ、上に向ける。

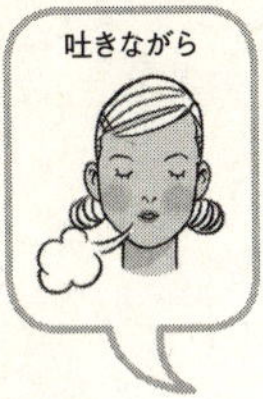

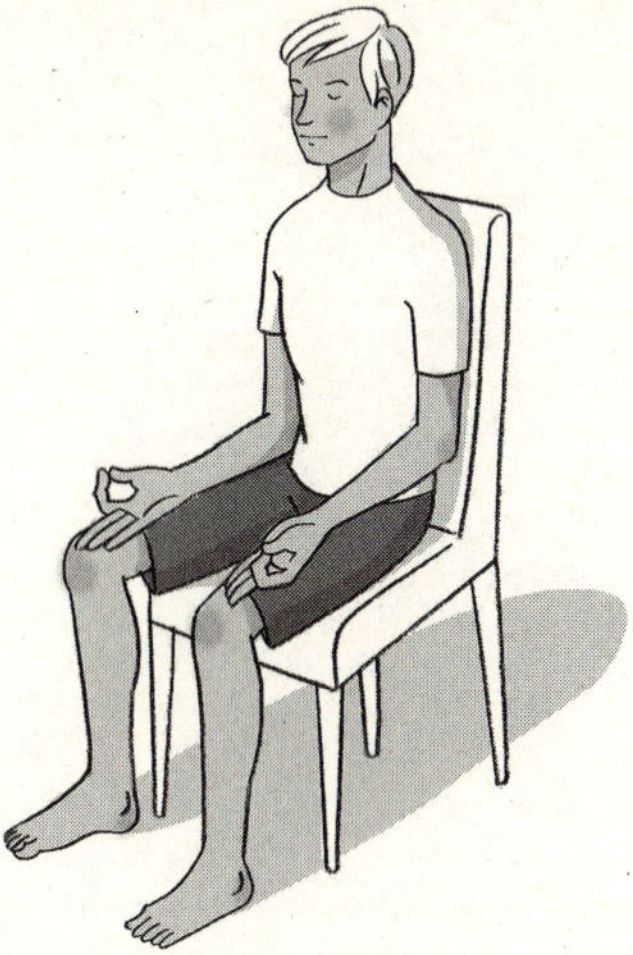

2

親指と人差し指で輪をつくり、息を吐いていく。息を吸いながら輪を外したら、親指と中指、親指と薬指、親指と小指と、輪をつくる指を変えていく。

●ダイエットの場合

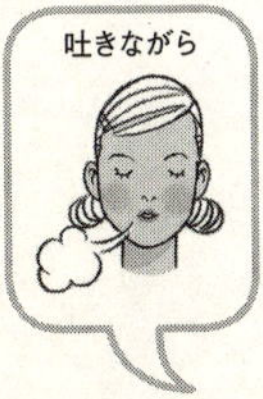

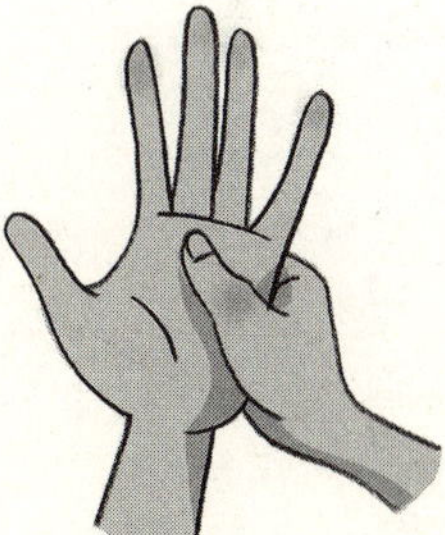

「浄化呼吸法」（2章参照）をおこなってから、手のひらの胃に相応するポイントを刺激する。

5章

「指ヨガ呼吸法」で生き方が、人生が変わる

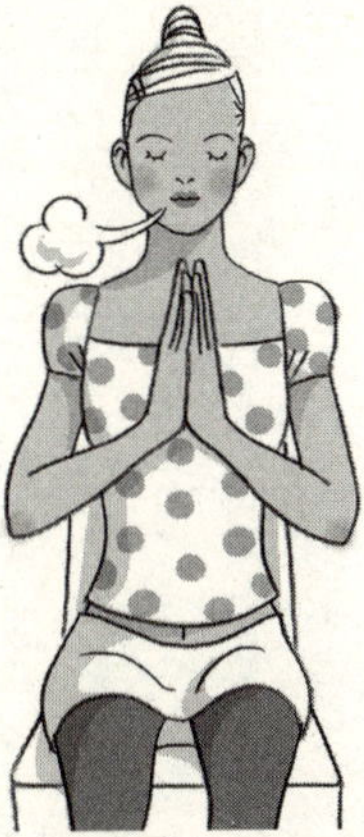

諸道諸芸のコツは呼吸にあり

本書のなかで、「指ヨガ呼吸法」とは、単に指を動かすだけではなく、呼吸と合わせておこなうことが大切だと繰り返し述べてきました。

ヨガだけでなく、日本では古来「諸道諸芸のコツは呼吸である」として、柔道や剣道といった武道はもちろん、歌舞伎や踊りなどの芸道まで、「呼吸を合わせる」「呼吸を測る」など、呼吸のことをうるさいくらいに強調されてきました。ところが時代の変化によって、そうした呼吸の役割が軽視される傾向にあります。

たとえば柔道。今では体重別になってしまいましたが、本来の柔道の姿は、「柔よく剛を制す」といって、体重にはあまり関係なく、技に優れた小兵が腕力のある大男を投げ飛ばすところに醍醐味がありました。そして、そのポイントになっていたのが呼吸だったのです。

以前、柔道七段の人からこんな話を聞きました。

その人は、山下泰裕《やすひろ》八段と組んだことがあるというのです。ロサンゼルスオリンピックの金メダリストでもあり、２０３連勝という大記録を打ち立てた最強の柔道家です。彼の話によると、そのときの感触というのは、山下氏以外の人たちと組んだときとは、まるで違っていたといいます。

通常ならば、組み合ったところで相手が力を入れて、グッと引きつけてきたりバランスを崩そうとしたりするので、いかにも勝負をしているという気持ちになります。ところが、山下氏はそうではありませんでした。

組んだとたんに、「ふわっ」としていて、「あれ？　何か違う？」と感じ、「おや？　どうするのかな」と思った次の瞬間には、仰向けで天井が見えていたのだそうです。「何をされたのか、まったくわからない」というのが彼の言でした。

話をしてくれた人も柔道七段なのですから、非常に強い人です。その人でさえ、そうした印象を持つのですから、よほどのことなのでしょう。

おそらく、山下氏はうまく力を抜いて、相手を緊張させずに投げてしまう技を持っていたのだと思います。それには、力で相手をねじふせるのではなく、相手と呼吸を合わせることが欠かせないはずです。

これは、まさに昔の武道家や剣術の達人を思わせます。そうした達人たちは、向かい合ったとたんに、「参りました」といわせるほどの何かを持っていました。近くに寄っただけで、「この人には絶対にかなわない」という印象を持たせる気力や胆力といったものを持ち合わせており、それを一般の人々も肌で感じる能力があったのでしょう。

そして、そのレベルに達する根本にあるのが呼吸なのです。

本当の強さとは、「呼吸力」である

本当の強さとは体力や腕力だけでは決まりません。そこに、精神力が加わってはじめて実践的な強さを生み出すのです。

先ほどは柔道の山下氏の例をあげましたが、時代をさらにさかのぼると、そのことがよくわかります。

「柔道の神様」といわれた三船久蔵《きゅうぞう》十段（１８８３〜１９６５年）、武道家であり合気道の創始者である植芝盛平《うえしばもりへい》氏（１８８３〜１９６９年）の映像を見たことがあるでしょうか。そうした名人は、みな体格が小さくて、しかもやせているのです。それでいて、大きな相手を簡単に投げ飛ばしてしまうのです。近年では武術を名乗るショーが一部にありますが、三船氏や植芝氏はけっしてショーではありませんでした。

なぜそのようなことができたかといえば、相手の呼吸をうかがいながら、いかにして隙を見つけるかに長けていたからです。結果的に、相手の力を利用して相手を倒すこととなります。それができるのが、達人なのです。

達人とは、けっして筋肉を鍛えた人のことなのではありません。呼吸を整え〝丹《たん》田力《でんりょく》〟を鍛えることで心を落ち着かせ、肚《はら》を据える。それによって、周囲の状況を把握するとともに、相手の隙をつくことができる人たちなのです。

それと対照的な発想が、最近の解剖学的な人体観での鍛え方です。野球選手はこの筋肉をよく使うからそれを鍛える運動をするといいとか、レスリングに必要な筋肉を鍛えるにはこの運動が適しているといったように、解剖学的な分析は非常に詳しくなっています。もちろん、それはそれで価値はありますし、平常時にきちんと整備された場所で戦うには役立つことでしょう。

でも、どんなときにでもその力が発揮できるかというと、私は疑問に思うのです。たとえば、どれだけ力をつけて筋肉が隆々であっても、地震の大揺れがあったときに、頭が真っ白になって何もできないというのでは、実践的とはいえません。

地震の揺れにうろたえるような〝強さ〟にどれほどの意味があるでしょうか。それは、けっして真の〝強さ〟とはいえません。

真に強い人とは、地震のような非常時でも、スッと平常心を取り戻して必要な行動をとれる人物ではないでしょうか。

本当の真剣勝負には何が起きるかわかりません。突然、相手が刃物を取り出すかもしれませんし、足場がぐらついてくるかもしれません。

そんなとき、とても勝ち目がなさそうだと判断したら、たとえば急所を蹴ったり、手の指を1本つかんで相手を驚かしたのちに、一目散に逃げるということも必要になってくるのです。それができるのが達人です。

真剣勝負で大切なことは、恐ろしい場面においても、平常心を保つことです。かつては、そのうえで、小さい人は小さい人なりに、大きい人は大きい人なりに技を磨いてきたわけです。

ところが、現在はあらゆることがスポーツになってしまい、きれいに整備されたグラウンドやリングの上で、細かいルールに基づいて力比べと技比べをしています。そこには、真剣勝負における精神の問題が抜け落ちてしまっているのです。

〝頭でっかち〟になってしまった現代人

筋肉を必要以上に鍛えなくても、小さい人が大きい人に勝てる——そのために本来の武術や武道というものがあったはずです。呼吸力を鍛えることで、メンタルな面を鍛えることができ、小さい人が大きい人に勝てたのです。

ところが、現代人は精神力を鍛えることをおろそかにして、体と脳をそれぞれ別々に鍛えようとしています。

現代人が体を鍛えるというと、すぐに思い浮かぶのは「筋トレ」です。筋肉がついて腕力や体力が強くなれば、人間も強くなると思い込んでいるのです。それは、繰り返し述べたように大きな誤解です。真剣勝負の場面で発揮できない強さは、本当の強さではありません。

そして、脳を鍛えるために現代人がやっているのは「脳トレ」です。ご存じのように、パソコンやゲーム機を使って、脳を鍛えるゲームをするわけです。

しかし、脳トレの大きな問題点は、脳ばかりを動かしていることにあります。これでは、脳ばかりが緊張して体全体のバランスがとれなくなってしまいます。パソコンやスマートフォンを使っているだけで、本当に脳がよくなるのでしょうか。

脳トレについて、老化防止や記憶力向上という効用をあげる人がいますが、それはあくまでも小手先の問題です。メンタルの強さとはまた違います。人よりもちょっと計算が速くできたり、行ったこともない外国の首都の名前を覚えたりすることに、どれほどの意味があるでしょうか。

それは、スポーツにたとえれば、「勝った、負けた」という表面的な勝負の世界にこだわっているにすぎません。

メンタルの勝負というのは、目の前の勝ち負けだけにこだわるのではなく、時には退却したり、あえて負けるといったことをしてでも、最終的には自分が勝ちを得ようとするものです。

そのような精神力が、脳トレで鍛えられるとは到底思えません。小手先の能力や知識はつくだけで、ただ〝頭でっかち〟の現代人をつくり出すだけに過ぎないような気がします。

それは、ビジネスの世界でも同じではないでしょうか。会議に出席した人に自分の意見を納得させたり、外国人と丁々発止の議論をしたりといったメンタル力は、〝頭でっかち〟の人にはないでしょう。

かつては、頭だけで考えた意見は、あまり重視しないという文化がありました。そうした実のない意見ではなく、腹でわかって出した結論なら認めるという価値観があったはずです。

残念ながら、最近はそういう価値観が失われてきています。

現代人は、政治もビジネスも人間関係も、何事においても頭だけで考えて結果を出しているような気がします。

筋トレや脳トレばかりに目を奪われるのではなく、もっと精神力を鍛えることを重視すべきではないでしょうか。

上半身と下半身の「気」のバランスを整える

日本語には、「元気」「人気」といった言葉がありますが、ヨガでいう「プラナ」や「気」とは、生命活動を維持するエネルギーを指します。

「気」については科学的に解明されているわけではありませんが、アジアの伝統医学では、「気」が体全体にスムーズに循環してバランスもよければ、心身の機能が維持されて、健康が保たれると考えられています。体内におけるこうした「気の流れ」のことを、中国では「経絡《けいらく》」、インドでは「ナディー」と呼んでいます。

全身に血管や神経の流れがあるように、目に見えない「気」の流れが全身にあるという考え方です。そして「気」の流れ、すなわち経絡やナディーは、ツボや「チャクラ」と呼ばれる場所で、外界とのあいだで「気」を出し入れしていると考えます。

さて、健康なときにはスムーズに流れていた「気」の流れが、どこかで停滞したり、流れが偏ったりすると、心身のバランスが崩れてしまいます。清らかな川の流れも、何らかの理由で淀みができると、そこから濁っていくのと同じことです。

そして、神経やホルモンの働きが落ちたり、内臓の働きが鈍くなったり、筋肉が硬直して、さまざまな悪い症状をもたらす原因となり、やがては「病気」へと進んでいくのです。

とくに注意すべきなのは、上半身と下半身の「気」のバランスです。一般的に、興奮したり緊張しているときは上半身にエネルギーが集中して、気分が穏やかなときや沈んでいるときは下半身にエネルギーが落ちていきます。

こうした「気」の流れは、子どもの行動を見ているとよく理解できます。うれしいときは上へ上へとジャンプして、落ち込むとがっくりと下がってしまうでしょう。

理想的な「気」のバランスは、下半身、とくに丹田にエネルギーを集めて、上半身をリラックスさせることです。それによって、緊張や興奮する場面にあっても、肚を据えて取り組むことができるわけです。

ところが、現代人はこの理想とはかけ離れて、非常に悪いバランスになっている人が少なくありません。パソコンやスマートフォンの操作に明け暮れて、上半身の緊張が強くなる一方で、下半身はたるみがちです。

上半身のうちでも、一番上にある頭部につねに「気」が上がりっぱなしで、いつまで経っても緊張が解けません。その分だけ、肚に「気」が行っていないというわけです。

最近の日本で殺伐とした事件が続発しているのも、この傾向と無関係ではないと私は考えています。残酷な殺人事件を引き起こしたり、ふつうに考えれば何でもないような言動に過剰な反応を起こす人が多すぎるのも、気のアンバランスが根本にあると思うのです。

昔は、肚に「気」が集まるように――わかりやすくいうと腹に力を集めるよう、日常生活でも学校でもしつけられてきました。昔の人は、「上虚《じょうきょ》下実《かじつ》」という言葉を使いましたが、これは「自然体」という意味であり、上半身の力がうまく抜けて、腹や腰に力が集まっている状態をあらわしています。

しかし、時代が下るにつれて、テレビ、パソコン、ゲーム、携帯電話、スマートフォンの出現と続いて、どんどん「気」のバランスが崩れて上に偏ってしまい、とうとう頭にまで上がってしまったのです。怒っている状態をいう言葉が「腹が立つ」から「（胸が）ムカツク」になり、そして近年は「（頭が）キレル」という言葉が使われています。しかも、全体の流れが悪くなっているので、その「気」が頭にとどまったままになっているというのが現代の特徴ではないでしょうか。

そうした事態を解消するのが、「指ヨガ呼吸法」なのです。

呼吸という生命活動は、酸素を取り入れて二酸化炭素を出すという働きにとどまらず、体や脳のありように深くかかわる働きをすると前述しましたが、その働きこそが「気」のコントロールであるとアジアの伝統医学では考えます。

ヨガでは、「気」がツボの部分で出入りしているのと同様に、呼吸によってもまた「気」が出たり入ったりしていると考えられています。この点からも、呼吸法の重要性が見えてくるかと思います。

「逆刺激」が脳と体を活性化する

体と脳のためには、上下だけでなく左右前後のバランスが重要です。

そのためにヨガでは「逆刺激」をすすめています。

たとえば、前向きに歩くのではなく、後ろ向きに歩く。右利きの人が、時には左手を使って字を書いたり、箸を持ったりするのもいいでしょう。いつもは使わないほうの手で、スマートフォンを操作してみるのもいいと思います。このようにふだんとは逆の動作をすると、脳に刺激を与えることになります。

「逆刺激」は、脳だけでなく体にもいい影響を与えます。

スポーツというのは、それぞれの競技のなかで頻繁《ひんぱん》に使う体の動きがあり、それに合わせて筋肉や神経が発達します。その競技に適した体になるという点ではプラスかもしれませんが、全体のバランスが悪くなるのですから、健康という観点からすれば問題があります。

そこで「逆刺激」として、野球で左打ちの人は、ときどき右で素振りをしてみたり、右打ちでゴルフを1日やったら、ぜひクールダウンの運動として、左打ちの素振りをして逆刺激を与えてください。

じつは、ヨガのポーズというのは基本的にすべて「逆刺激」です。逆立ちのポーズは、ふだん直立していることの「逆刺激」。背を反らす動きは、前かがみになりがちな日常生活に対する「逆刺激」です。

そして、「指ヨガ呼吸法」の動作も多くは「逆刺激」です。たとえば、指や手全体を反らす動作がそうです。手というのは放っておくと内側に曲がっていくものですが、それに「逆刺激」を加えるから気持ちがいいのです。
「指ヨガ呼吸法」に体や脳を活性化する働きがあることは、「逆刺激」という視点からも理解できるのではないでしょうか。

「マインドフルネス」と「指ヨガ呼吸法」

最近、集中力アップやストレス軽減効果があるとして、「マインドフルネス」に注目が集まっています。「マインドフルネス」は伝統的な呼吸に意識を集中するタイプの瞑想法を取り入れたものですが、「指ヨガ呼吸法」も「マインドフルネス」に通じるものがあります。

外に向かっている意識を「今、ここ」、とくに呼吸に向け、ありのままの感覚、気持ちを受け入れて、心身を満たす――これが「マインドフルネス」の考え方です。

その基本は、

・呼吸
・瞑想（意識集中）
・姿勢と動き（エクササイズ）
・リラクゼーション
・体に思いやりの心を持つ

という本来のヨガの原則と同じです。

呼吸と、呼吸に伴う変化に意識を向け続けていると、ストレスや痛みを感じたときに起こる体の過剰反応がだんだんなくなっていきます。その結果、ストレスが軽くなったり、痛みがやわらいだり、心に負った傷なども癒されていくのです。

また、ありのままの自分を受け入れることができるようになり、「自分とは何か」という自己洞察力もアップするため、人生が無理やムダのない生き方へと変わっていきます。

同様に、「指ヨガ呼吸法」を続けていくうちに、体の不調の改善はもちろん、メンタルが安定するとともに、よりよく人生を生きられるように変わっていく人はたくさんいます。

「指ヨガ呼吸法」は、人生を変える可能性も秘めているのです。

自分の生命（いのち）と対話する、ヨガ的生き方

ヨガとは、自分の生命と対話することです。

ヨガのポーズをお手本通りにやればいいのではなく、自分の生命と対話しながら、ちょうどいいやり方をするというのが本来の姿なのです。

ところがスポーツジムのヨガクラスなどでは、形を決めて、次々とインストラクターと同じポーズをとらせることに終始してしまっています。自分の体に聴きながらやることがないため、やりすぎたり伸ばしすぎたりして、あとから調子が悪くなるといったことが起きてしまっています。

そうではなく、自分の生命に聴きながら、ちょうどいいだけ伸ばす、ちょうどいいだけまわす、ちょうどいいところを探す。そういう対話を続けていると、自分の生命とつながることができます。

これは、指ヨガでも同じです。本書のなかで、体や心の不調に効くやり方や刺激

ポイントを紹介してきましたが、それにとらわれることなく、自分の生命と対話しながら、自分にとって一番ちょうどいいやり方、ポイントを見つけてほしいのです。

このとき、ぜひ自分の体に、声をかけてあげてください。

「今日はよく頑張ってくれたね。ありがとう」

「これでラクになるよ。1日お疲れさま」

そうして続けていけば、体も必ずそれに応えてくれるようになるはずです。

「指ヨガ呼吸法」のお問い合わせ先

●手のひらセルフケア協会

http://www.terucare.com

TEL：052-763-2757

FAX：052-763-2577

●龍村ヨガ研究所

http://www.tatsumura-yoga.com

TEL&FAX：0463-85-3033

osamu.tatsumura@gmail.com

本書は『1分で疲れがとれる！　指ヨガ呼吸法』（2010年・小社刊）に大幅に改筆・修正を加えて、再編集したものです。

青春文庫

1分《ぷん》で体《からだ》と心《こころ》がラクになる
指《ゆび》ヨガ呼《こ》吸《きゅう》法《ほう》

2016年12月20日　第1刷

著　者　龍《たつ》村《むら》　修《おさむ》

発行者　小澤源太郎

責任編集　株式会社プライム涌光

発行所　株式会社青春出版社

〒162-0056　東京都新宿区若松町 12-1
電話 03-3203-2850（編集部）
03-3207-1916（営業部）
振替番号　00190-7-98602

印刷／大日本印刷
製本／ナショナル製本
ISBN 978-4-413-09659-1

ほんとうのあなたに出逢う ◆ 青春文庫

服が片づくだけで暮らしは変わる

広沢かつみ

なかなか捨てられないモノNo.1の服。
これを整理するとクローゼットもタンスも
見通せるから部屋も心もスッキリします！

（SE-656）

井伊直虎と徳川家康

戦国の世を生き抜いたおんな城主の素顔！

中江克己

次郎法師・直虎の数奇な運命と、
家康との知られざる深い縁とは…
この一冊で大河ドラマがグンと面白くなる！

（SE-657）

図説 「生きる力」は日本史に学べ

一人の男に注目してこそ、人生はおもしろい

加来耕三

戦乱の世を生き延びた真田昌幸の「戦略力」。
誰よりも強く優しい男・西郷隆盛の「人間力」。
…日本史を通して生きる知恵が身につく！

（SE-658）

指ヨガ呼吸法

1分で体と心がラクになる

龍村　修

頭痛、肩こり、疲れ目、腰痛、ひざ痛、
不眠、イライラ…
「息を吐く」だけでもっと、早く、深く効く！

（SE-659）